ひざの痛みは自分で治せる

医学博士
松原英多

●目次

第2章 筋肉の弱さと皮下脂肪がひざ痛の敵

第3章

ひざ痛病はボケにつながる

第4章 体の重心線の狂いを正しなさい

第5章

ふくらはぎのしこりを取れば足の老化は防げる

第6章 すぐに痛みが取れる経絡療法

第7章 日常生活で痛みを取る方法

第8章

人にわかってもらえば痛みは半分になる

第9章 専門医はこうしている

本文イラスト／勝山英幸

プロローグ

プロローグ

恐ろしいひざ痛病は、深く静かに潜行。そして突然現れる

なんと中高年女性のほとんどが、現在痛むか、かつて痛んだ経験ありといいます。ひざ痛病は実に影響力大ですね。

しかも、ひざ痛病は恐ろしいことに、ある日突然襲ってくるのです。昨日まであんなにさっそうと歩けた。でも今日は痛くて、一歩も歩けない。こんな具合に、突然発症のケースが少なくありません。

なぜ、なぜ、なぜ？　理由は簡単。ひざ痛病はある種の物理的な原則に支配されているからです。

ひざ関節には、体重のすべてがかかります。そして、重い体重をのせたままで、歩きもします。そのとき、ひざの関節にかかる加重は、動きによっては、体重の数倍、数十倍に達することがあります。

「わからないことを言うわね。体重は体重よ。どうしたって変らないはず。数倍だの数十

倍だの、そんな数字になるはずないじゃないの」

いいえ、なるんです。体が動かなければ、もちろん体重はそのままの数字です。でも、歩くこともある、走ることもある、ジャンプすることもある、お買いもので重い荷物をもつことだってあるでしょう。すると、体重には、歩く速度、走る速度、ジャンプするときの速度の他に、加速度というプラスアルファーが加わります。速度＋加速度。簡単にいえば、倍倍ゲームの世界です。その結果、ひざ関節には、体重の数倍、数十倍の加重がかかることになるのです。

あってはならないことですが、自動車の衝突事故を考えてください。速度がゆっくりの小衝突ならば、被害もかすり傷程度ですむでしょう。でも、同じ自動車でも、猛スピードで衝突すると、大衝突の大惨事となります。

もちろん造化の神さまだって、そんなことくらいは、とっくにご存じです。いろいろな条件を想定して、ひざ関節はかなり頑丈に作られています。しかし、老化とは恐ろしい。造化の神さまの上をいくような所業をするのです。

老化は、骨を弱める、筋肉を弱める、靭帯（じんたい）を弱める、腱（けん）を弱める。つまり、ひざ関節に付随する、いろいろの器官のすべてを弱めてしまう。

もちろん、造化の神さまだって、ぬかりがありません。老化の何たるかは、とっくにご存じです。

「年を取れば、どうしても運動量が減るだろう。運動量が減るということは、速度が減ることになる。速度が減れば、体重がそのままだったら、ひざ関節にかかる力が減るはずだ。そうなれば、ひざ痛も少なくなるはず」

ところが、上手の手から水がもれる。さすがの造化の神さまも、ひとつだけお見落としがありましたね。それは、体重の増加です。

ひざ痛病が発生するのは、主に女性の中年層です。女性の中年層といえば、人生でもっとも食欲の旺盛な時代です。おまけに、揃いも揃って美食好み。少しでも美味ありとの噂を耳にすれば、千里の道も遠しとしません。

また、中年層とは、峠の症候群に突入する年齢です。峠に立てば、先が見通せる。そして先に見えるものといえば、決して上りのない、下り道ばかりと思ってしまうこともあるでしょう。

困ったことに「夢も希望もない」なんて言いたくなる年齢層なのです。

でも、人間は器用なものです。脳内では、ちゃんと代替行為というものが用意されています。

かなわぬ夢や希望ならばなおさら、嬉しいことに、代用品がある。

中年女性たちは、口でこそ肥満の恐れを言いつづけます。

しかし食欲には、勝てません。だって、食べることは、ほとんどのストレスを解消してくれるからです。

食欲の権化(ごんげ)も結構、肥満街道の驀進(ばくしん)も悪くない。しかし、被害はひざ関節に集まります。肥満=体重の増加。体重の増加=老化の進むひざ関節への負担の増加、となるからです。

さらに都合の悪いことに、またまた造化の神さまの見落としがあります。造化の神さまの計算通りならば、中年女性は年齢的にも運動量が減るはずです。だから、ひざ関節はラクになる。

でも女性たちの運動量は、目的さえあれば、決して減らない。それどころか、増える傾向にあります。

女性は楽しいこと、お得なことをさがす天才です。バーゲン会場での女性たちの活躍をみてください。

中年になって運動量が減るなんて、どこのどなたが言ったのでしょう。さすがの造化の神さまだって、見抜けなかったらしいですね。

あなたが、もっともっと人生を楽しみたかったり、もっともっと動きたかったりしたら、そして、動いた末に転びたくなかったら、はたまた転んだ結果の恐ろしい状態になりたくなかったら、まずひざ痛を治そうではありませんか。

第1章

あなたのひざは悲鳴をあげている

●階段が恐怖になったら、ひざ痛病

「ひざ痛病」とは、正式病名ではありません。ひざが痛くなる病気をひとまとめにして、私が仮に作った名前です。

由来は何かって？　腰が痛ければ腰痛症というではありませんか。ひざが痛ければひざ痛病。当り前すぎるかもしれませんが、まさにピッタリの病名でしょう？

一歩踏みだしただけでも、ひざに針を刺すような、鋭い痛みがはしる。ただ立っているのでさえ、鈍痛に苦しむ。階段になったらさらに大変。ひざ痛病にとって、恐怖の的そのもの。一段上がってはひざをさすり、一段下りては歯をくいしばる。これこそ、ひざ痛病なのです。

とにかくひざ痛病患者にとって、階段は最大の難所。上り下りのときには、体重の全部を片側だけのひざ関節で支えるのです。体重の全部といってもただものではありませんよ。

もともとひざ関節は、あまり大型ではありません。おまけに、支える力より、運動性能に優れているのです。階段の上り下りには、ひざ関節に重い体重のすべてがのしかかる。

しかも、ひざ関節は運動性には優れているが、体重の支持力は強くない。重い体重にのしかかられてあえぐ、ひざ関節。痛くなるのも当然でしょう。

ここまでわかれば、階段の前で立ちどまる理由も、はっきりしてきます。

では、中年女性の足をも止めてしまう、ひざ痛病とはいったい何なのでしょう?

わかりやすく言えば、ひざの骨の老化、軟骨の老化、関節の老化が原因です。

「理屈はともかく、ひざの痛みだけは、一刻も早くとりたいの」

わかりますよ、その気持ち。でも、ちょっと待ってください。そのひざの痛みにはいろいろなことが隠されているのですから。

●ひざが痛めば腰も痛んでくる

まずひざ関節の上下を見てみましょう。下には足がある。足は全体重を支える土台。でも、ここにも言葉からの誤解があります。

土台なんていうと、いかにも強力、巨大という感じがしますね。でも、足は意外に小型な器官です。女性だったら平均的に22~26センチ。幅にしてもEの字が三つもあれば、広いほうでしょう。

こんな小さな器官の上に、皮下脂肪がふえた体がのる。しかものりっぱなし。これでは、足の裏も足関節も疲れてしまう。疲労はいつの世にも諸病の原因です。もちろん、足の裏も足関節も、その影響を周囲に広げます。

問題は疲労の広がり方です。足関節の下は、いわゆる地面です。いかにくせものの疲労でも、地面相手では、勝負になりません。せいぜい地団駄を踏む程度でしょう。

では、上を見てみましょう。

足関節の上には問題のひざ関節があります。足関節の疲労は、まず不安定という形で表れます。足関節＝土台です。その土台が不安定になれば、上にのっているひざ関節も不安定になります。そして本来はひざ関節の中央を通過するはずの体の重心線がずれてしまう。

重心線というのは、耳の後ろから垂直に下がって肩関節の中心を通過。さらに下降して股関節の中心を通り、ひざ関節のやや前方から足の中心にできるとされています。

ひざ関節の中央は、形態的にも平らになっています。重い体重も、大きな支障もなく支えられる構造なのです。ですから、重心線がひざ関節の中央を通過するという言葉からは、ひざ関節は安全と解釈できるのです。

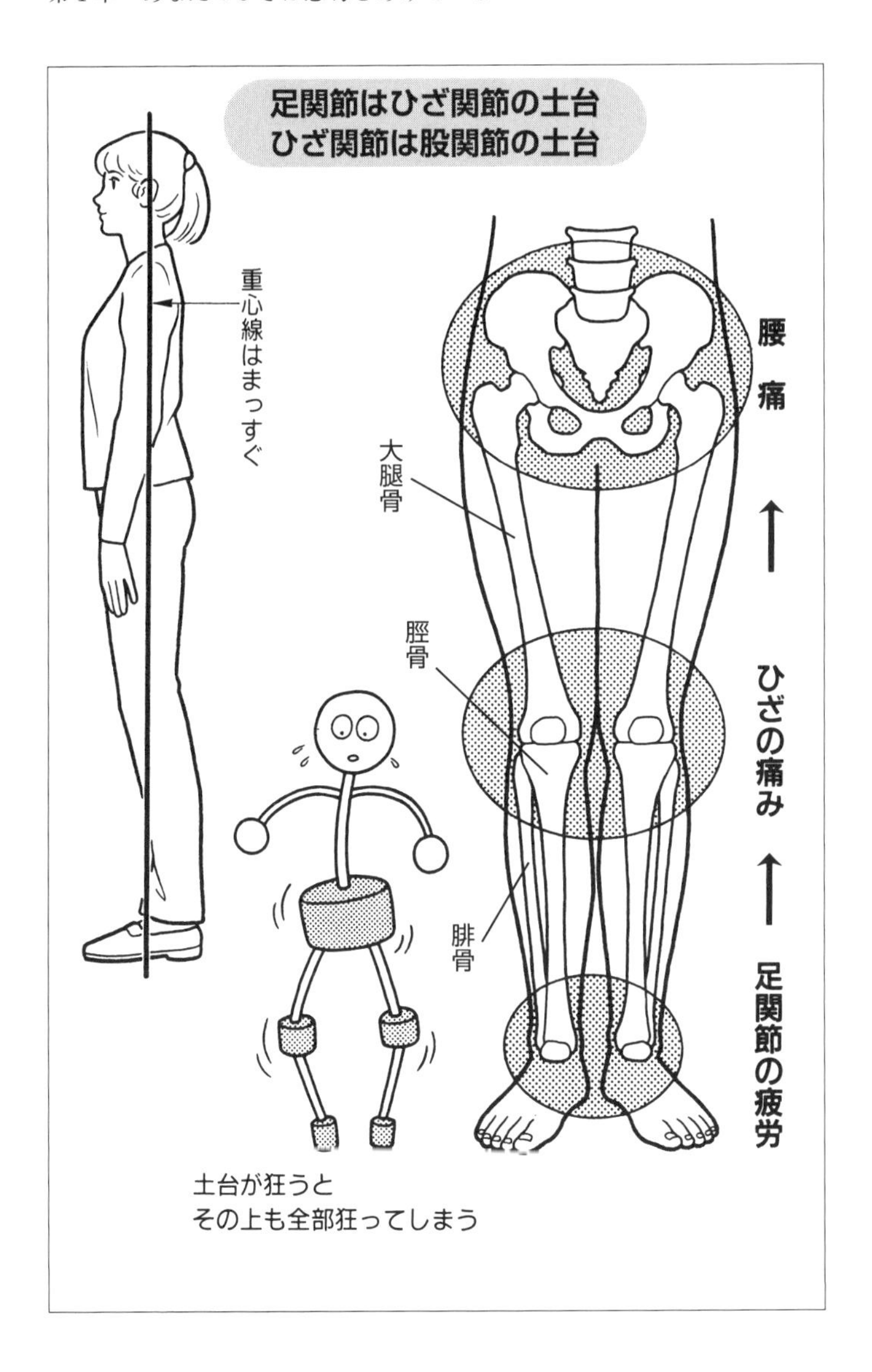
足関節はひざ関節の土台
ひざ関節は股関節の土台
重心線はまっすぐ
大腿骨
脛骨
腓骨
腰痛
ひざの痛み
足関節の疲労
土台が狂うと
その上も全部狂ってしまう

逆に、重心線がひざ関節の中央を通過しなければ、大変です。体重を支えにくい個所で、支えなければならない。これまた、ひざ痛病への招待状になってしまいます。

次に、ひざ関節の上方をみてみましょう。ひざ関節の上には、股関節があり、腰がありま す。股関節こそ実は、有名な老化の名所なのです。変形性股関節症という病名をお聞きになったことがあるでしょう。歩けば痛む、足をねじっても痛む。立っているだけで、お尻の外側に激痛がはしる。なかには、大腿骨の頭の部分がすり減って、人工骨頭挿入という手術が必要なケースもあるくらいです。

老化の名所である股関節に支えられている器官といえば、またまたお馴染みの腰です。腰は骨盤の上にのっている。その骨盤は股関節が支えているのです。股関節と腰は一体構造、といっては言いすぎですが、それに近いものであることは確実です。

ですから、股関節が苦しめば、腰痛も起きやすくなる。つまりひざ痛病にしてみれば、腰痛を発症させるくらいのことは、朝メシ前の軽作業なのです。

足関節はひざ関節の土台、そしてひざ関節は股関節や腰の土台です。土台が狂えば、その上の建造物はみな狂う。

げに恐ろしきはひざ痛病ですね。

●あなたのひざ痛病はどれ

世の健康書をみると、病名から病気の原因、さらに治療法まで、詳細に解説されたものがあります。なかには、医学生が読むような診断法にも及ぶものがあります。もちろん知識として読むならば結構です。

でも実際に役に立つのかしらと思ってしまいます。

本書では「ひざの痛みを、いかに消すか」が主たる目的です。診断法は専門医に任せたほうが無難です。生半可の知識をふりまわしては、それこそ生兵法は大怪我のもとになりかねません。

また家庭療法は、あくまでも主療法ではない。副療法です。本書に書かれた方法でも、ひざ痛が止まらないケースもあるでしょう。そんなときは、迷わず専門医の門をたたいてください。という意味からも、ここでは病名の列記にとどめます。

ひざ痛病の種類は年齢別ならつぎのとおりです。

・ヤング好みのひざ痛病

脛骨粗面骨端症

円板状半月板断裂

O脚とX脚

・中年好みのひざ痛病

靭帯損傷

ひざ蓋骨軟化症

半月板損傷

慢性関節リューマチス

・ご隠居好みのひざ痛病

変形性ひざ関節症

慢性関節リューマチス

骨折

特発性骨壊死

老人性O脚とX脚

●もっとも多い変形性ひざ関節症

ひざ痛病で圧倒的に多いのは、やはり変形性ひざ関節症です。中年女性に圧倒的に多い老化病ですね。

ちょっとひざの内部をのぞいてみましょう。自分の足を見ればわかる通り、ひざ関節は、一本の大腿骨と、二本のすねの骨（正しくは太いほうが脛骨、細いほうが腓骨）の接合部位です（二一頁）。

接合とは、接ぎ合うことです。なにしろ両方が固い骨です。固い骨をそのまま接ぎ合せれば、その接点ではゴツンゴツンの大騒ぎ。大騒ぎだけならば、まだ我慢します。でも、痛みを伴うとなると話は別です。

歩くたびに、ゴツンゴツン。そして、「イテテッ」の連発。これでは、とてもじゃないが万物の霊長なんて威張っていられませんね。

その点でも、造化の神さまは大活躍です。

「両方の骨を接ぎ合せることは、絶対に必要だ。でも、痛みがでては、人間どもも困るじゃろう。では、両方の骨の頭に軟骨を貼りつけよう。軟骨もただのものではいけない。スポンジのような、弾力性に富むものがよろしい。これならば、ゴッンゴッンもなければ、イテテッもなくなるはずじゃ」

というわけで、半月板（または関節半月）というスポンジ状の軟骨が、大腿骨側の頭にも、脛（すね）の骨の頭にも貼りつけられたのです。

なぜ、半月板軟骨はスポンジ状なのか？　これは大きな問題ですから、ご説明しておきましょう。

お台所にあるスポンジを、ギュ－ッと握ってください。スポンジの中にふくまれた水分は、ヂャーッと絞りだされるはずです。次に、握る力をゆるめると、逆にたくさんの水分を吸いこみます。

同じことが、ひざ関節の中でもおこります。つまり、スポンジ半月板軟骨は単なるショックプルーフではない。

関節嚢という袋のなかには、関節液という栄養分があります。スポンジの吸いこむ、吐きだすの作用こそ、栄養補給のためなのです。

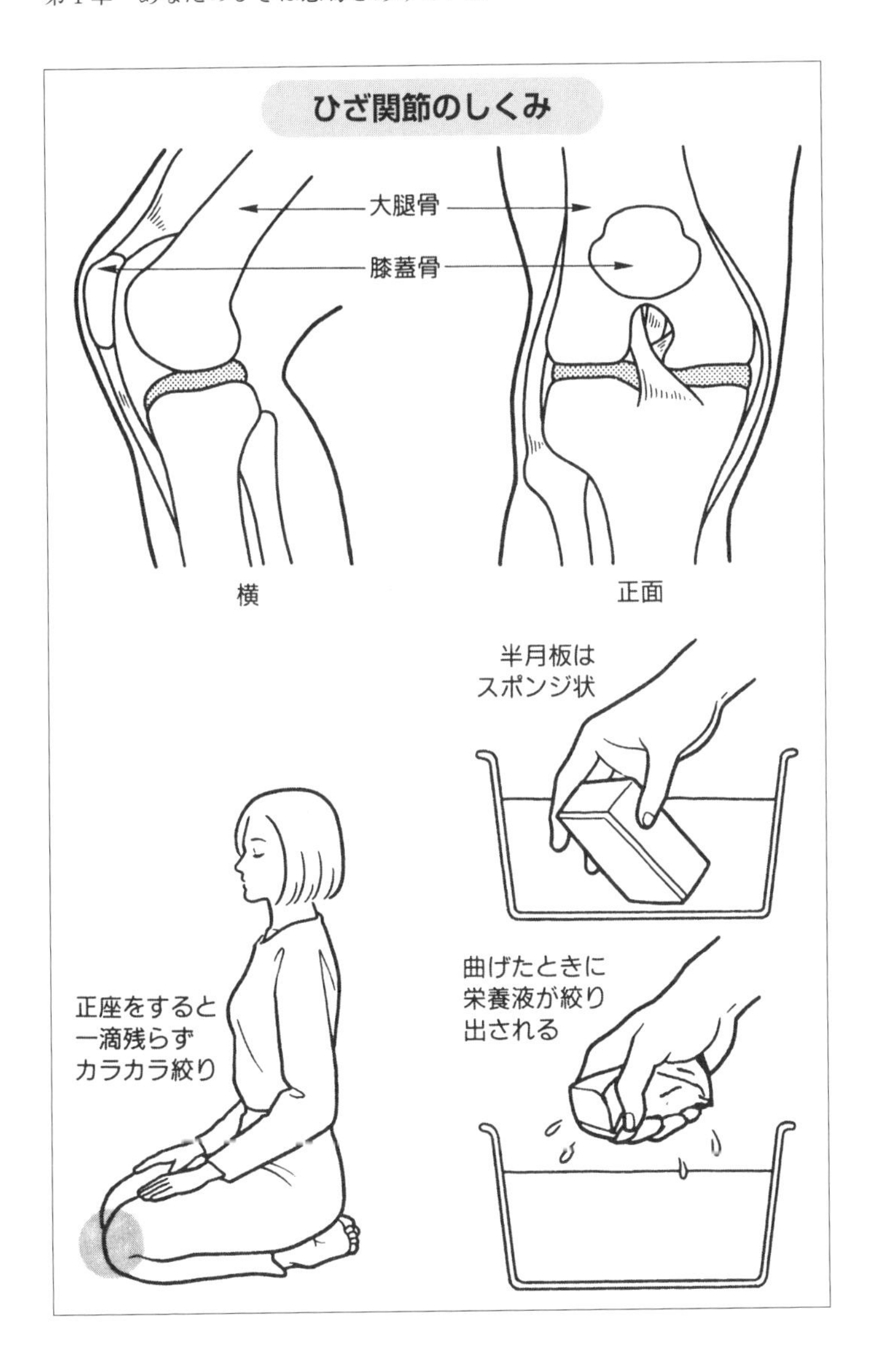
ひざ関節のしくみ
大腿骨
膝蓋骨
横
正面
半月板は
スポンジ状
正座をすると
一滴残らず
カラカラ絞り
曲げたときに
栄養液が絞り
出される

●正座が減ってからひざ痛病が増えてきた

かつて日本人は、西洋人に比べて、ひざ痛病が少ないといわれていました。ところが最近では、欧米並みにひざ痛病が多くなってきました。

理由は、正座という習慣が、消えかかっていることにあると思っています。もともと正座は、世界の三大奇習といわれるほど、珍しいものです。珍しいといっても、われわれ日本人のなかでは、かなり定着しています。その正座がひざ痛病と関係があるのです。

「正座とひざ痛病が関係あるんですって。わかったわ、正座するとひざが痛くなる。きっと正座するから、ひざ痛病が増えたんでしょう」

実は逆。正座とひざ痛病とは、よい関係状態にあるのです。

ご存じの通り、現在では正座をする機会さえ、減りました。そのためでしょうか、正座下手のヤングが大増加中です。

ひざの痛い人にとって、正座は至難の業。まさに鬼門中の鬼門であり、大敵中の大敵。また、ひざの痛みを我慢して正座したとしても、立ち上がるときが大苦行です。ひざをくずし、足を投げだし、というお行儀の悪い格好をしてからでないと、立ち上がれません。ここまで恥をしのぶべきか。それでも、正座はひざのためによいのでしょうか。

歩くたびに、ひざ関節には体重がかかります。そのたびに、半月板軟骨というスポンジはギュッとしぼられる。もちろん、正座をしても、ギュッと絞られます。

ここで注目。歩くことによる絞り具合と、正座での絞り具合は、程度が違います。格違いというか、グレードが違うというか、大差があるのです。

歩くことが生絞りであるのに対して、正座は一滴のこさぬカラカラ絞り。生絞りと、カラカラ絞りの差は、ひざ関節から体重が抜けたとき、つまリスポンジ半月板軟骨に圧力がかからなくなったとき、表れます。

絞り方がカラカラであればあるほど、ひざ関節が緩んだとき、栄養分の吸収量が大きくなります。半月板軟骨そのものには、栄養補給のための血管が、ほとんどない。あっても、ごくわずか。とてもじゃないが、半月板軟骨のスポンジ全体を潤すほどではありません。

つまり、半月板軟骨の栄養補給は、99％が関節液からです。となると、正座のカラカラ絞りこそ、大量の栄養確保の、かくれた手段というわけです。

事実、若いときに正座のチャンスが多かった人は、年をとってもひざ痛病が少ないといわれるのも、こうした理由があるからです。

伝聞になりますが、尼さんはひざ痛病が少ないそうです。粗食（失礼）による体重増加が少ないことも手伝うでしょうが、毎日のお勤めのときの正座の効果も見のがせません。

●「油をさしたい」引っかかり感と激痛

反対に、若いときから椅子の生活をしていると、カラカラ絞りがない。したがって、大量の栄養補給がない。カラカラ絞りこそ、半月板軟骨の深呼吸の始まり。歩くだけでは、やはり不足すると思われます。椅子の生活によるひざ痛病の遠因こそ、なんと正座のない生活にあったのです。

もちろん、いったんひざ痛病になってしまってからは、ひざ関節を二つ折りにする正座が辛い。それなら正座のない生活、椅子の生活のほうがいいでしょう。しかし、将来のことを考えたら、若い頃は正座があったほうがいいようです。

特に半月板軟骨は前出の通り、大腿骨とすねの骨が衝突するのを防ぐ役目をしています。だからこそ、歩くことやジャンプ運動、過重運動のチャンスが多いほど、衝突の回数も増えるわけです。

しかも、年を取るということは、大量衝突が永年続くということです。その結果、半月板軟骨はとことん傷めつけられ、老化もより激しいものになります。

老化ひざのレントゲン写真をみると、まさにビックリ仰天。若いころ、あれほどの厚みを誇っていた半月板軟骨も、いまや見る影もなし。紙のような薄さに変身。なかには、大腿骨とすねの骨の隙間もゼロ。ピッタリとくっついているものまであります。

紙一枚に変化しなくても、半月板軟骨がささら状になることも、老化ひざにとって、日常茶飯事です。半月板軟骨がささら状になっては、スポンジ作用もなくなり、ショックプルーフ作用もなくなる。大腿骨とすねの骨とが、ゴチンゴチンとぶつかって、歩くたびに、ひざ関節に激痛が襲いかかる。

よくひざ痛病に悩むご婦人から、「ひざが引っかかって困る。油をさしたい」という言葉を耳にします。まさに、そのものズバリ。言い得て妙なる表現です。

では、「油をさしたい」という表現は、どこからきているのでしょうか。実は、半月板軟骨の薄さが原因なのです。半月板軟骨に衰えが見えはじめると、いわゆる半月板軟骨障害が起きてきます。

半月板軟骨障害の症状は、痛みや腫れよりも、引っかかり感が多い。この引っかかり感が、「油をさしたい」感じを生むのです。

ここで、忘れてならない存在があります。それは、ひざ小僧（ひざのお皿）です。ひざ関節は、上から一本の大腿骨、下から二本のすねの骨、さらにひざ関節をフタするように、ひざ小僧、またはひざのお皿（膝蓋骨）から成りたちます。

ひざ小僧は、ズバリひざ関節のフタ。あまり大きな問題もなさそうと、考えるのは早計です。ひざ痛病の程度を知る上で、ひざ小僧は大活躍するからです。

ひざ関節が腫れて痛む。こんなときは、まずひざ小僧を静かに押してみてください。ひざ小僧を押してみて、まるで水の中に浮くような、プカプカする感じがあれば、ひざ関節に水がたまった証拠。早急に水を抜くなどの処理が必要となります。

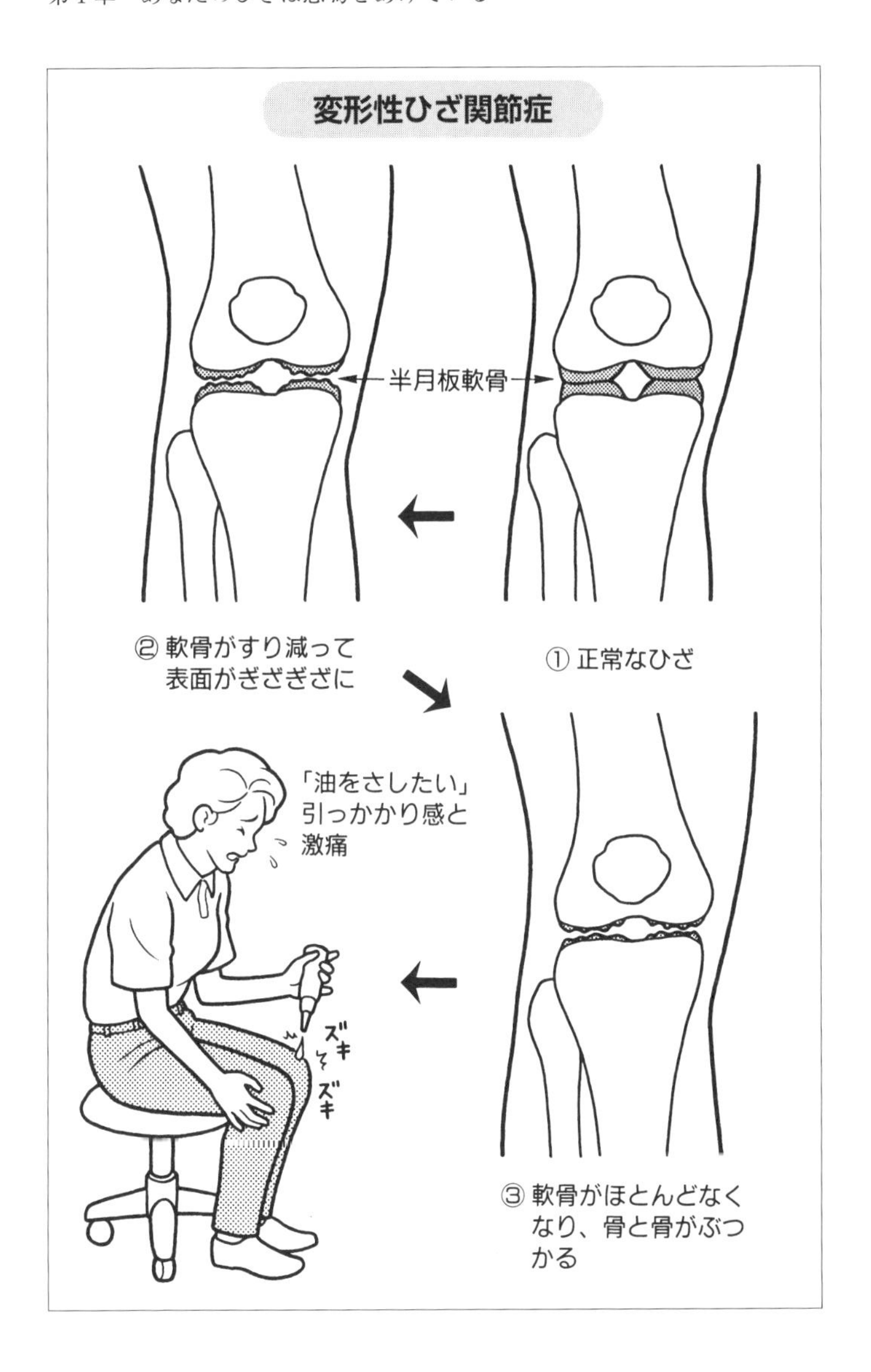
変形性ひざ関節症
半月板軟骨
② 軟骨がすり減って
表面がぎざぎざに
① 正常なひざ
「油をさしたい」
引っかかり感と
激痛
ズキ
ズキ
③ 軟骨がほとんどなく
なり、骨と骨がぶつ
かる

●厄介な慢性関節リューマチス

慢性関節リューマチスも、ひざ痛病の仲間で、女性にきわめて多いことも特長です。

慢性関節リューマチスは自己免疫病の一つです。自己免疫病とは、またまた難しい言葉がでてきましたね。

わたしたちの体の中には、免疫という働きがあります。免疫をわかりやすくいえば、外敵をやっつけることです。

ですから免疫機能が優秀であるほど、病気になりにくいわけです。

ところが、過ぎたるは及ばざるがごとし、という諺があります。免疫にも、この諺がピタリと当てはまります。免疫機能が優秀すぎて、敵味方の区別がつきにくくなることがあり、これが自己免疫病のはじまりです。

自己免疫は、体のなかにできた、本来なら敵ではない物質までを敵とみなし、攻撃してしまう。敵を攻撃するときには、なくてはならない重要な物まで壊してしまうわけです。

被害も甚大。自己免疫病の代表のような、悪性関節リューマチスが治りにくく、「難治病」

に指定される理由も、この辺にあるのです。

では、どうして味方であるものを、敵と誤認して攻撃してしまうのか？　理由は、いまだにはっきりとわかりません。

ただ一つはっきり言えることは、女性の免疫機能のほうが、男性のそれより精巧で優秀であることです。もちろん、女性の優秀な免疫機能は、長寿の原因のひとつになっています。

風邪をひく率も女性が低い。ウイルスや細菌の感染率だって、女性が断然低いのです。特に六十五歳を超えると、男女の差は歴然。それだけ男性のほうは、感染による死亡率が高くなります。

かつて、変形性関節症や骨粗鬆症も、関節リューマチスの仲間とみなされたことがあります。病気の原因が、片方は老化、片方が過剰免疫であるにもかかわらず、です。

いいえ、仲間説は病気の原因からばかりではない。症状が似ているからなのです。症状が似てるという点から、いまだに仲間扱いにする医師もいるくらいです。

●左右対象に同じ関節が痛めばリューマチス

似てるという症状とは、朝のこわばりです。朝起きた時に、手足がこわばる。動かせば、痛むこともある。しかし、不思議なことに、時間がたつと、何の治療もしないのに、自然に痛みやこわばりが消えてしまう。これこそが、関節リューマチスの初期症状です。

一方、変形性関節症や骨粗鬆症のような、骨の老化病でも、朝のこわばりが見られます。私たちは昼間、仕事という運動をしていますね。仕事という運動も、考えてみれば一種の筋肉マッサージです。筋肉マッサージで筋肉がやわらかくなるからこそ、スムースに仕事がこなせることになります。

ところが、寝ている間は、どうでしょうか。いくら寝相が悪くても、昼間ほどには動きませんね。

理由はどうあれ、筋肉が動かなければ、内部の血行が悪くなる。その結果、コリが発生する。つまり、寝ている間のコリ。もっとわかりやすくいえば寝コッてしまう。

寝コリであろうと、昼間コリであろうと、コレば筋肉が固くなります。この固さが朝に起きれば、朝のこわばりです。

朝のこわばりでヒーヒー悲鳴をあげる。こわばりがあろうとなかろうと、仕事をしなければならないのが、主婦です。こわばりに耐えながら、仕事をする。偉いものですね、女性とは。

仕事とは、筋肉を動かすことです。筋肉が動けば、かならず生まれるのが、マッサージ効果です。あれほど辛かったこわばりも、仕事をするうちに、いつしか消えてしまう。そして、やれ嬉しやとなるわけです。

「それでは、朝のこわばりだけでは、関節リューマチスか、それとも変形性関節症なのか、骨粗鬆症か、わからないわね。はっきりしてちょうだい」

こんなお叱りもあるでしょう。よろしい、簡単な区別法をご披露しましょう。

関節リューマチスは、本名を多発性関節リューマチスというくらいですから、一度に数多くの関節が侵されます。

それでも、めちゃくちゃに多くの関節が侵されるものではない。両側の同じ関節が侵されることが多いのです。

左右の指の複数の関節に、こわばり痛みがある。左右の手首の関節に、こわばり痛みがある。左右のひざ関節に、こわばり痛みがある。こんな具合に、左右対象に侵すことが、多発性関節リューマチスの特長です。

同じ、朝のこわばりがあっても、変形性関節症や骨粗鬆症では、左右対象に、同じ関節が侵されることが少ない。

また症状も多発性関節リューマチスより軽く、朝のこわばりも短時間で消える傾向があります。

「でも、関節リューマチスだったら、どうすればいいの？　免疫なんとやらでは、手も足も出ないわ」

ご安心ください。前にもお話した通り、関節リューマチスも立派なひざ痛病の仲間です。読み進めていただければ、関節リューマチスをふくめた対処法もきちんと書いてあります。対処法を守ってくだされば、完治こそ困難ですが、症状はかなり軽くなるはずです。

関節リューマチスは不治の病と決めつけず、諦めずに治療を継続することが肝腎です。この点では、変形性関節症でも骨粗鬆症でも同じです。

第2章

筋肉の弱さと皮下脂肪がひざ痛の敵

●持続力はあるが瞬発力のない女性の筋肉

なぜ女性にひざ痛病が多いのでしょうか？　昔から諸説があります。第一には、やはり女性の筋肉が弱いという説でしょう。女性の筋肉と男性の筋肉の差は、あまりにも対照的です。

男性の筋肉は、持続力にこそ欠けるが、瞬発力（短時間の強い力）に優れています。ところが女性の筋肉は全く逆です。持続力はあるが、一度に強い力を出すことはできません。こつこつと長つづきを必要とする家事作業向きの筋肉といえるでしょう。

男性の筋肉と女性の筋肉、両者の差とひざ痛病の関係をみてみましょう。

特に中年女性のひざ痛病は、ほとんどが老化が原因といいました。といっても、ひざ関節のすべてが、一様に老化するわけではありません。骨だけの老化が激しい人、骨の表面についている軟骨だけの老化の激しい人、筋肉の衰えが激しい人、腱や靭帯の老化の激しい人など、それぞれです。

老化や衰えがあれば、強化しなければならない。強化＝訓練です。問題は訓練の結果です。結果が良ければ、筋力が回復して、サポート作用を発揮しますから、ひざ関節はたちまちラクになる。訓練の結果が悪ければ、なかなかラクになりません。

では、骨、筋肉、軟骨、腱、靭帯のいずれが、訓練でもっとも強化されやすいのでしょうか。

それは何といっても、筋肉です。

欠けている瞬発力が、筋肉再生の大きなカギとなるのです。

しかし瞬発力が弱いと、訓練の効果が、なかなか表れない。訓練をやってもやっても、期待したほどの結果がでてくれない。本人は落胆。ひざ痛は依然として残る。

これでは、訓練に飽きても当然。しかし飽きて訓練を中止すれば、ひざ痛病の苦しみはつづくのです。

その点、男性の筋肉は違います。なにしろ筋肉再生のカギとなる瞬発力にすぐれている。瞬発力さえあれば、多少訓練の方法が間違っていたとしても、それなりの効果も期待できる。まして、正しい訓練を、知識豊富な指導員の下で行えば、本人が驚くほどの効果が上がって当然です。

最近、ダンベル運動が流行していますね。では、効果を早めるために、重すぎるほどのダンベルを使ったらどうでしょう。結果は悲惨。筋肉や骨を痛めて、「イテテテ、アチチチ」の連発となるでしょう。

「あたりまえじゃないの。自分の力量にあったダンベルでなければ、当然の結果よ」

でもこの理屈と同じことが、それも毎日行われているのですから。

前出のように、女性の筋肉は弱いのです。その弱い筋肉に、重すぎる体重。そのままショッピングや、なかにはエアロビクスまで楽しむ女性がいますね。

重すぎるダンベルと、お買いものの荷物や重すぎる体重と、どこが、どう違うというのですか。

筋肉に対して、なにごとによらず過重であれば、結果は悲惨さだけが残るのです。

●必要があってつく女性の皮下脂肪

筋肉の付き方は、体脂肪率をご覧になると、すぐわかると思います。男性の正常値はアバウトですが20%、女性の場合25%以上。つまり5%もの差があります。それだけ、女性の体には脂肪がつきやすいということであり、それだけ筋肉が少ないということなのです。

脂肪が付きやすいにもかかわらず、あなたは若いときと同じように食べていませんか。おまけに運動量が少なくなったとしたら、結果は肥満です。

医学的にいう肥満とは、ワンサイズ下のドレスが着られないといった、ファッション的なものではありません。あくまでも、余分な皮下脂肪の増加です。

残念なことに、肥満による体重増加は、脂肪だけが増えて筋肉は少しも増えてくれません。もともと女性は筋肉が弱い。脂肪だけが多くなる。体重が増えても、体を支える筋力が不足。ほらほら、重すぎるダンベル運動の弊害が顔をだしたでしょう。

ここで肥満のことを考えてみましょう。同じ食事をしても、体脂肪率は女性のほうが多い。なぜでしょう。理由は、またまた造化の神さまのおチエからです。

女性の主たる仕事は、決して亭主を尻に敷くことではなく、あくまでも妊娠です。そして妊娠は子宮が主役。

ならば、なんとしても子宮を守らなければならない。そのためには、一にもガード、二にもガード。というわけで、お尻や下腹の周囲に、ベットリと皮下脂肪をつけたのです。

お尻や下腹に皮下脂肪がつくと、まずはショックからの防御ができます。ポチャポチャした皮下脂肪があれば、たいてのショックはくい止まります。さらには保温です。

未熟児を保育器に入れるでしょう。この原理こそ、実は母親の体内を模作したものです。考えてみれば、たいへんユニークな発想ですね。

お母さんのお腹やお尻にある皮下脂肪は、一種の断熱材です。外からの熱も伝えないし、内からの熱も逃しません。こうした暖かい状態に赤ちゃんが入っていれば、立派に育つ。その原理そのままに作られたのが保育器です。

「理屈はわかるけれど、やはりお腹やお尻に皮下脂肪がつくのはイヤイヤ。絶対にイヤッ。だって、男性にもてなくなるもの」

実は、反対なのです。皮下脂肪の目的は赤ちゃんばかりでありません。赤ちゃんだって、男性がいなければ、作れませんからね。その男性を誘うためにも、皮下脂肪があります。

お話はセックスに及びます。セックスの導火線といえば、お定まりの甘い会話であり愛撫です。会話の重要性はわかるでしょう。聴覚を通して、脳にうっとりしたムードととろけるような想像を作りだすのです。

もう一つ忘れてならないものがあります。それは触覚です。女性のお肌の特長といえば、ポチャポチャしたものです。もし女性のお肌にポチャポチャの魅力がなかったとしたら、考えるだけでも……。

皮下脂肪こそ、最大のチャーミングポイントなのです。しかしその皮下脂肪が中年以降にはひざの敵になるのです。

●赤ちゃんが取っていくお母さんのカルシウム

ひざ痛病にせよ、腰痛にせよ、骨が深くからんでいます。では、骨とはどうして作られるのでしょうか。

赤ちゃんって、全く不思議ですね。はじめは、精子と卵子の結合した塊り。その塊りは一種の細胞のようなものです。だから、フニャフニャです。そのフニャフニャの中から、軟骨が作られ、背骨が作られ、すべての骨格が作られていきます。

軟骨や骨が作られていく過程で、何がもっとも必要となるか？　言わずと知れたカルシウムです。それも、驚くほどに膨大な量のカルシウムです。

赤ちゃんの発育は骨をふくめて、すべてゼロからの出発です。ゼロからの出発だからこそ、大量のカルシウムが必要となるのです。

また、赤ちゃん大量カルシウム必要説には、背骨の生い立ちが深く関与します。まさか、赤ちゃんの背中に、忽然として背骨が生える、とは思っていないでしょうね。

精子と卵子が結合して三週間目ごろといえば、手や足はおろか、胴と頭の区別もつかない時期です。ちょうどこのころ、赤ちゃんの体内では、２ミリくらいの平たい楕円形のパイプ状のものが作られます。これこそ、将来背骨となるべき脊索という、青白い管なのです。

やがて脊索はゼラチン状の軟骨を形成し、その軟骨を取りかこむように、骨質の輪ができてきます。さらに骨質の輪は内方に向かって発育し、脊索をいくつかに分断し、椎骨を作ります。その椎骨は、結合組織という接着剤によってつなぎ止められ、全体として一本の背骨となるのです。

脊索、ゼラチン状の軟骨、椎骨、背骨。すべては、大量のカルシウムがあってこその力作です。

ここで再度申し上げたい。赤ちゃんの背骨や骨は、小量のカルシウムでは作り得ない。大量のカルシウムがあってこそ、完成される作品なのです。

では、それほどの大量のカルシウムは、どこからくるのでしょうか。もちろんお母さんの体から。正確に言えば、子宮内で母親と赤ちゃんをむすびつけている「臍の緒」をつたわってくるのです。

母親になったら、いかに大量のカルシウムを摂取しなければならないかが、おわかりになったと思います。同時に、母親が、いかに大量のカルシウムを消費するかもおわかりになったはずです。

女性の宿命病である骨粗鬆症の誕生も、母親サイドの大量カルシウム消費が遠因となっているのです。

●中年になると骨がどんどんやせていく

骨とは、言うなればカルシウムの貯金箱です。しかも、この貯金箱はただものでない。かなりの工夫がこらしてあります。一例をお目にかけましょう。

生理があるということは、妊娠の可能性のあることであり、いつ赤ちゃんが生まれるかわからない。いつ来るともわからない来客（赤ちゃん）のために、つねに大量のカルシウムを備蓄しておく。となれば、相当に大きな貯金箱が必要になりますね。この相当に大きな貯金箱こそ、骨なのです。

体中のカルシウムの分布状態をみると、はっきりとわかります。骨にはなんと95％、血液中にはたったの5％。つまり、カルシウムのほとんどは、骨に貯められているのです。骨は大きな貯金箱。でも、貯金箱が大きいだけでは、お金（カルシウム）は貯まりません。骨の貯金箱には、お金（カルシウム）を貯めるための、巧妙な仕組があります。

簡単にいうと、入り口は大きく、出口が小さい。つまり、お金（カルシウム）はジャンジャン入るが、消費しにくい仕組になっているのです。これほど巧妙な仕組があれば、かなりの浪費家でも貯金は可能。

でも、造化の神さまは、ある意味でとても非情です。妊娠の可能性がなくなる、つまり閉経になると、それまでの態度も一変、たちまちにして、貯金箱の巧妙な仕組を壊してしまうのですから。

もう妊娠の可能性がないのだから、カルシウムの貯金も無用だろう、というわけで、入り口をグイッと絞りこむ。でも、出口は同じ。となると、貯金はしにくく、浪費はジャンジャン。

理屈としてはわかります。しかし、入口の小型化は、その後に大きな悲劇を生むことになります。

●骨量の不足＋筋肉の弱体化＝ひざ痛病

カルシウムのすべては赤ちゃんのためだけにあるのではない。筋肉の働き、神経の働き、ストレスの緩衝体、といろいろな働きをしているのです。当然、毎日どんどん使われています。でも、入り口が狭くなって出口は同じではカルシウムは減るばかりです。

銀行の貯金通帳を考えてください。入金が少なくなって、出金は同じ。これでも貯金は貯まりますか？　貯まりませんね。骨はどんどん痩せていきます。

骨はどんどん痩せる。その結果は、ご存じの女性特有の骨粗鬆症です。

別名、多孔病＝たくさんの孔だらけの骨、です。骨がスカスカになってしまうのです。

では、ひざも骨粗鬆症になるのか？　結論から言えば、なりにくい。

たしかに骨量の検査をして、十分の骨量がある。でもひざ痛病は起きる。理由は、骨粗鬆症ほどではないが、若いときから比べれば骨量が減っているからです。いくら年齢に見合った骨量でも、骨の中身としてのカルシウムは大幅に減少。加えて筋肉の弱体化もある。体重も増加する。あれやこれやで、骨粗鬆症でなくても、ひざ痛病は発生するのです。

●足首も悲鳴をあげている

まだまだ、疑問点があります。体の下にある部分ほど体重がかかる。ならば、足首の関節はどうなのでしょう。足の関節は痛まないのか。

たしかにひざ痛病に比べて、足首痛病というのはきわめて少ないのです。

理由は簡単。足関節の動きとひざ関節の動きには、大きな差があるからです。関節は、動けば動くほど傷むのです。家庭のドアーの蝶番(ちょうつがい)を思いだしてください。開閉の多いドアーの蝶番は早く傷むでしょう。

足首の関節の動きと、ひざ関節のそれを比べてみましょう。どちらが、たくさん動きますか？　足首の関節の運動量は、ひざの運動量に比べて、量的にも質的にも少ない。たしかに正座をすれば、足関節は真っすぐ伸びます。でも、正座の主役は、二つに折れ曲がるひざ関節です。足関節の仕事といえば、お行儀の悪いお嬢さんの特技（？）である、障子やドアーを開けられることくらいでしょう。

運動量が少なければ、それだけ故障が少ないということなのです。もし足関節の運動量がひざ関節のそれと同じくらいであったら、世の中は変わっていたでしょう。女性の多くは足首痛病に悩むことになったはずです。

しかし運動量説には異論もあります。最近の医学では、足関節が見直されている。知らぬは本人ばかり。足関節にもそれなりの運動量があって、故障も発生する。もちろん、痛みもあります。

でも、幸か不幸か、足関節の痛みは小さい。私たち医師が押したりして診ると、かなり痛むことがある。

「あれッ。こんなところが、こんなに痛むことがあるんですね」と、ご本人さえ感心するくらいです。でも、押して痛みがあれは、そこには炎症がある。炎症＝足関節病です。

たしかに足関節は土台中の土台です。重要性はひざ関節に勝るとも劣らない。でも、本人からの告知がないから、医師も見逃しぎみになる。その結果、ひざ痛病だけが女性の大敵となったのです。

第3章

ひざ痛病はボケにつながる

●転ぶ最大の原因は足のもたつき

ひざが痛めば、ボケが始まる。

まさかと思うでしょう。でも、本当なのです。

ひざ痛病には骨や関節の老化がからんでいる。とくれば、すぐに骨粗鬆症（こつそしょうしょう）が考えられます。

「でも、骨粗鬆症って、背骨の老化でしょう。ひざ痛病に結びつくのかしら？」

と考えたくなりますが、大いに関係あり！

日本というのは、食べ物との関係からか、どうしてもカルシウムが不足しがちです。世界的に見ても、これほど食べ物が豊富で栄養たっぷりなのに、骨粗鬆症の多い国はないといわれています。何とも不思議なことです。

にもかかわらず、

・日本は骨粗鬆症は多いが転倒が少ない

・欧米は骨粗鬆症は少ないが転倒が多い

というデータがあります。

日本では、骨粗鬆症が多い割には転倒（転び）が少ないのです。しかし、少ないだけで、絶無ではない。

では、足のもたつき転倒から考えてみましょう。

転ぶケースを考えてみましょう。転ぶ最大の原因は、足がもたつくからです。

ここにも、ひざ痛病が顔をだします。ひざがしっかりしている＝足がしっかりしている。転びそうになったとき、一歩足が出てくれれば、転ばずにすむのです。でも悲しいことに、肝腎な一歩を出したとき、ひざに激痛が走ったら、どうなりますか？

激痛にあえぐひざ関節は、あなたを支えられるでしょうか。支えられないでしょう。そこで、スッテンコロリと転ぶ。ところが、転んだだけではすみません。転んだあげくに骨折。骨折となれば寝たっきりになるから、脳はボケ方向に邁進する。まさに泣き面に蜂。いま、あなたのひざが痛むならば、こんな悲劇は他人ごとではないのです。すぐそこまできている、と思うべきなのです。

一方、乳製品の摂取が多い欧米では、骨粗鬆症がきわめて少ない。にもかかわらず転倒が多いのです。これは、何を意味するのでしょうか。

特に室内での転倒では、日米の住宅事情が大いにからんでいます。日本では、室内では靴や履きものがありません。素足でなくても、靴下や足袋一まい。足の裏が床の状態を簡単に判断してくれます。

わずかな凸凹でも、足の裏がすぐにキャッチ。そして、脳に報告する。脳からは、すぐに「要注意」の信号が発令されます。

こうした綿密な足の裏と脳との関係は、脳がしっかりしているからこそ可能なのです。もしマダラボケでもあったら、最後です。足の裏での情報キャッチも不可能だし、脳からもすぐには注意信号が出せません。

●とっさの一歩が出ないひざ痛病

後からもお話しますが、ひざは単なる関節にあらず。脳とも深い関係があります。洋の東西を問わず、中高年者の歩行には、一定の法則があります。腿が高く上がるが、足先（つま先）が残りぎみになる。残りぎみになった足先が、わずかな凸凹にもひっかかる。ひっかかれば、転倒します。

まして、室内でも靴をはく欧米では、残りぎみになる肝腎なつま先が靴の中。凸凹の情報がわかりにくく、転倒が多くなるのも当然でしょう。

「ああよかったわ、日本人で。畳の上でのナマアシも、とんだところで役に立つのね」、と喜ぶのは早計です。だって、日本女性には、冷え性という大敵がいるからです。

酷暑の真夏でも、冷え性の人ならば、冷え冷えして、ナマアシで板の間を歩けない。まして、冬ではどうでしょう。厚めの靴下、おまけにヌクヌクのスリッパ。ここまでくれば、靴を履いたも同然です。

我慢に我慢をかさねて、冬のナマアシでは、どうでしょう。季節を問わず、ナマアシならば、容易に情報もチャッチできるはず。

これも早計ですぞ。冬のナマアシは冷え切っています。感覚も鈍くなっている。鈍くなった感覚ではわずかな凸凹の情報をキャッチできない。やはり、転倒は増えることになるでしょう。

いずれにしても、転ぶときは、ひざに問題あり。ひざさえ痛まなければ、とっさの一歩がでるはずです。とっさの一歩の夢さえも奪いさってしまう。これがひざ痛病なんですよ。

●ひざ痛で姿勢が狂うから転びやすくなる

転倒をもう一度考えてみましょう。いかにひざ痛が大きく関係しているか分かるからです。

転倒というのは、足が滑ってしまったとか、でっぱりにつまずいてしまった結果だけではないようです。でっぱりのない、平らな滑らないような所での転倒率が、驚くなかれ、なんと最も多いのです（東京都老人研究所の発表による）。

次のようなデータがあります。（北海道、静岡、沖縄の違った環境での調査による）

	屋外での転倒率	そのうち平らな所での転倒率
北海道	７８％	３２％
静岡	６９％	１９％
沖縄	６７％	１９％

屋内より、屋外での転倒率が高いのは当然です。でも不思議あり。外だって全く平らで、ひっかかりのないような場所があるはずです。その、平らでひっかかりのないような場所

でさえ、北海道では転倒者の半分近くが転んでいます。もっと驚くことには、凸凹のあるに違いない農場や庭での転倒率を、大きく上回っています。

なぜ平らなところで、転倒するのでしょうか。いろいろと考えられますが、ひざの弱体化は最右翼的な存在です。やはりひざの支持力が弱っている。ひざさえしっかりしていれば、咄嗟の一歩がでてくれる。そうすれば転倒はなかったでしょう。

私たちは二本の足で、約40〜50kgの体重を支えています。それぞれの足にかかる重さは、体重の半分の20〜25kg。

しかし、体重の半分がかかるのは、二本の足で同時に立っている時のことです。歩いている時には、短時間であるにせよ、片方の足に全体重がかかるわけです。一本の足、一つのひざ関節で、全体重を支えなければなりません。

このとき、少しでもひざの痛みがあったら、どうなるか。人間には、とにかく痛みから逃げたいという本能があります。なるべく痛まないように、工夫して歩きます。

痛まないような工夫とは、身をよじり、故障の個所から重心を移動させて、痛みから逃れるような姿勢で歩く。こうなっては、もはや正常な歩き方のカケラもなくなります。

正しい姿勢で歩かなければ、転びやすくなる。わかりやい例で、建造物を見てみましょう。曲った建物は倒れやすい。不幸な例ですが、阪神の大震災のテレビ画面を思いだしてください。重心線がずれて、曲った建物は、震災後でも倒れてしまう。

調節の動物といわれる人間でも同じです。調節の範囲を超えて、重心線がずれれば、どこかで、どうにか調節しなくてはならない。その調節が許容範囲を超えれば、たちまち痛みや故障が発生します。

●直立姿勢には無理なことがたくさん

では、正しく直立していれば、毎日がセーフなのでしょうか。いいえ。残念なことに、正しく直立した姿勢であっても、数多くの無理な点が見受けられます。その一つに、直立姿勢と内臓の位置関係があります。

われわれの遠い祖先のヒトたちは、ご存じの通り、四本足歩行であり、四本足起立姿勢でした。多くの研究者によれば、ヒトの直立姿勢は相当の長い時間をかけて、行なわれたとあります。本当でしょうか。

もし本当に長い時間をかけて立ち上がったとするならば、内臓の位置関係には、それなりの変化があるはずです。

でも、ヒトの直立姿勢は、長い時間をかけての進化ではないらしい。ある日突然として立ち上がった、というのが真相のようです。内臓の位置関係はサルではなくネコとほとんど同じなのですから。

あまりにも突然の直立姿勢。内臓の位置関係は、あまりの突然の変化についていけない。他にも、もっとたくさんの無理な点がありますが、ここでは省略します。いずれにしても、直立姿勢には、多くの無理のあることだけは、記憶しておいてください。

正しく直立しても、無理がある。おまけに、直立したままで歩こうというのです。無理の上に無理が重なって、無理の二乗といってもよいでしょう。

さらにですよ、ひざ痛病があれば、痛みから逃れるために、身をよじらせ、重心を移動させながら、歩こうというのです。だれが考えても、ムリムリムリムリの無理。

●歩くことが当たり前と考えるから転ぶ

凸凹のない、滑らない、平らなところで転ぶ理由は、まだあります。歩くことが、当り前すぎるからです。

歩くという動作を、考えながら行なう人は、病気でもないかぎりいないでしょう。生まれたての赤ちゃんだって、歩こうという気持が、はっきりと現れています。両手で体を持ち上げれば、足を自動的（本能に近い行動ともいわれています）に、バタバタと前後に動かします。

でも、赤ちゃんは頭デッカチで、全身のバランスがよくない。いくら両足をバタバタさせても、すぐには立てないし、歩けません。そこで、這えば立て、立てばあゆめの親心的な訓練の開始です。かくして、脳内には歩くというプログラムが完成します。

一度プログラムが完成してしまえば、後はラクなものです。歩行に使われる筋肉のすべてが随意筋でありながら、無意識で歩けます。

しかし、この当り前すぎる、無意識の歩きに、大きな落とし穴があります。随意筋とは、意志が働いて、はじめて動きだす筋肉のことです。そして、歩行に使われる筋肉のすべてが随意筋です。歩くためには、かなりの意志の力を必要とするはずです。

随意筋――意志という公式はちゃんと存在する。にもかかわらず、意志を働かせながら歩いている人はいません。ほとんどの人が無意識で歩いているのです。でも、随意筋を無意

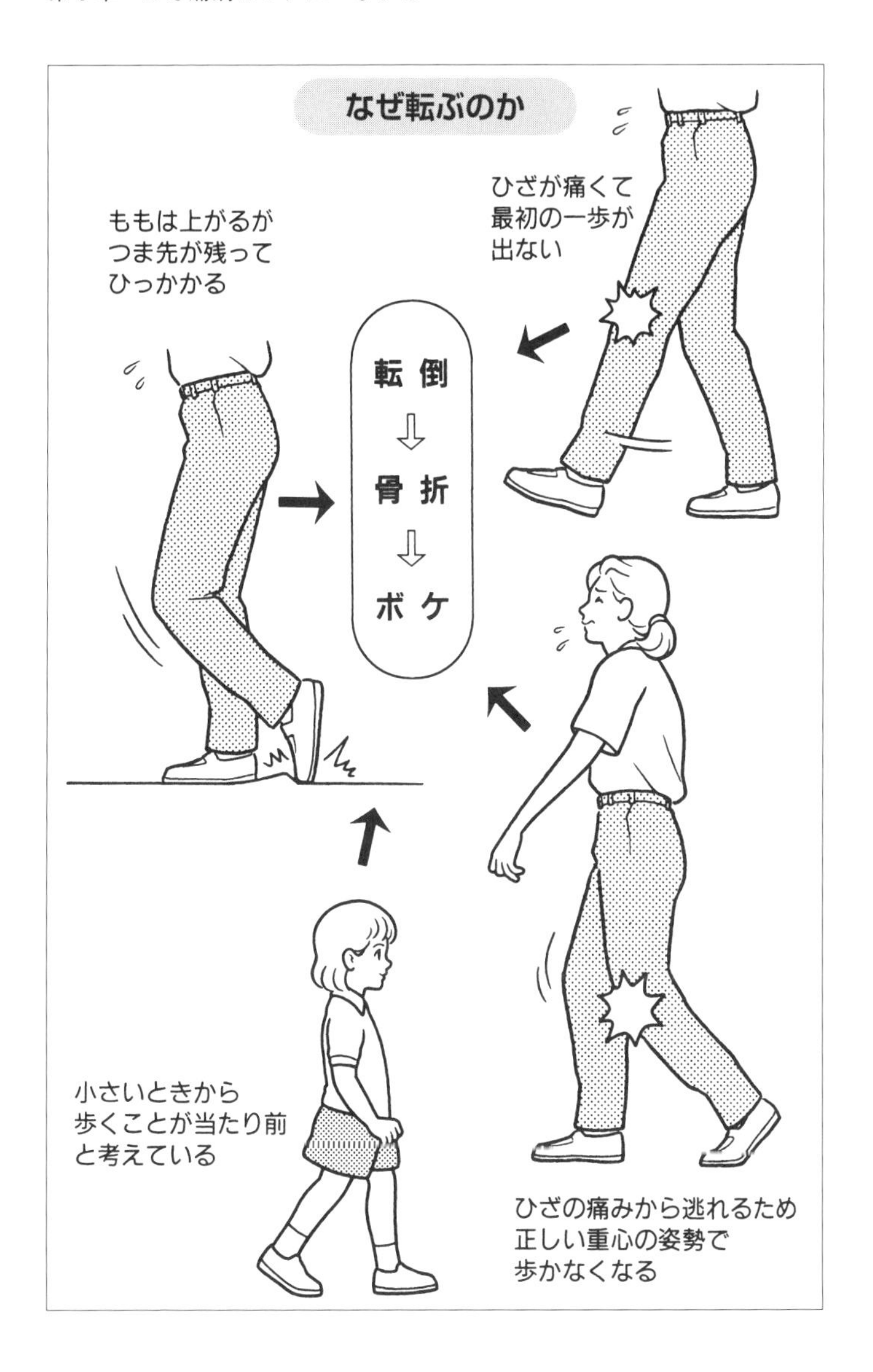
なぜ転ぶのか
ひざが痛くて
最初の一歩が
出ない
ももは上がるが
つま先が残って
ひっかかる
転倒
⇩
骨折
⇩
ボケ
小さいときから
歩くことが当たり前
と考えている
ひざの痛みから逃れるため
正しい重心の姿勢で
歩かなくなる

識に使う。これは、大きな矛盾です。矛盾だけに、時には失敗もあるでしょう。その失敗が転倒なのです。

困ったことに、中高齢者には、失敗をより大きくする要素がひそんでいます。軽い失敗ならば、よろける、つまずく程度で、すぐに立ち直れるし、転倒もないでしょう。しかし、失敗を大きくする要素が加われば、転倒も必至ということになります。それも、ただの転倒ではない。大きく強く転んで、骨折さえする。

この失敗をより大きくする要素が、すなわちひざ痛病だったのです。

慢性的にひざが痛めば、どうしても気持ちがひざに集中します。歩くための役者はひざだけではありません。足の指、足の裏（土ふまず）、足首の関節、かかと、腰たちです。痛むひざに気持ちが集中する。すると、強い必要があっても、足の指、足の裏、足首の関節、かかと、腰などへの気持の配分は軽くなる。つまり、無視されがちになります。

そして、無視が大きくなるほど、平らな滑りにくい場所でも、転倒が増えるのです。

●転倒・骨折の5～20％は一年以内に死亡の恐さ

転倒、骨折、そして痴呆。これこそ、ひざ痛病のかくれた三大テーマです。

東京都老人問題研究所が、恐ろしいことを発表しました。転倒・骨折をすれば5～20％の人が受傷後一年以内に死亡。死亡しないまでも、生活レベルは大幅にダウンするというのです。

なぜ転倒・骨折した人の5～20％もが、死亡するのでしょうか。

人間は動物です。動物とは動く物です。動く物が動かなくなったら、どうなるでしょう。体の仕組はすべて、動くために作られています。動かないとは、動くための仕組のほとんどが、停止することになります。

わかりやすい実例をあげましょう。人間の血管のすべてをつなぎ合せると、地球を二回り半するといいます。

では、実際に血管をつなぎ合せて、地球を二回り半させてみます。そして、その血管の片側に心臓をとりつけます。いざ、心臓ポンプ始動開始！

では、ご一緒に二回り半させた血管の反対側で、実際に血液が出るか否かをみてみましょう。血管に不通の個所なし、心臓ポンプも順調に活動している。にもかかわらず、待てどくらせど、血液は一滴たりとも出てきません。

なぜ、なぜ、なぜ？

ここには、地球を二回り半させた血管では、周囲をとりかこむ筋肉の働きが存在しないからです。体のなかでは、血管の周囲には、筋肉があります。筋肉が動けば、血管はしごかれるように、血液を送りだす。いわゆるミルキング作用です。

地球を二回り半した血管は、筋肉の協力なしの裸のパイプ。協力なしだから、筋肉のミルキング作用はゼロ。筋肉という助っ人がなければ、いかに強力な心臓ポンプであっても、血液を地球二回り半を周回させることは不可能なのです。

ここで、本題にもどります。転倒・骨折で寝たっきり＝不動です。不動＝筋肉の運動ゼロ。たとえあったとしても、ごくわずか。とても、助っ人分は働けません。ということは、体中が血液の循環不足のための酸欠状態。そのままで酸欠状態がすすめば、死亡することもあり得るでしょう。

●心身の活動レベルのダウンがボケにつながる

また、生活レベルの大幅ダウンも困ります。この場合の生活レベルとは、購買レベルや遊興レベルではありません。心身の活動レベルのことです。心身の活動レベルの低下とは、行きたいところにも行かれない、食べたくもない。第一、そうした意欲が湧かないのです。簡単にいえば、意欲のないないづくし、ということになります。

出かけようという意欲も、欲張りの心の仲間です。脳から欲張り心がなくなれば、脳の活動性は皆無になります。そして、残るものはボケ。

転倒・骨折による寝たきり状態から痴呆症への移行は、高い率で発生します。適切な手当てがあっても60％、無ければ１００％に近い数字で、ボケてしまいます。

「なにを言ってるのよ。転ばなければいいんでしょう。転ばなければ、骨折なし、生活レベルの大幅ダウンもないはずよ」

えらい！　やっと本題がわかりかけてきましたね。転ばないためにまずひざ痛を治そうと言っているのです。

ひざが痛めば、行きたいところにも、行けません。「行きたい、でも行かれない」。この相反する二つの事実は、脳に大混乱をもたらします。こうした混乱状態が長くつづけば、混乱を原因とするボケの発生は必至となります。

かつて「白い壁症候群」という病気がありました。年齢にすると、四十歳後半くらい。子供たちはそれぞれ独立した。夫もそれなりの地位を得ているから多忙で留守がち。とり残されたのは自分ひとり。そして、することといえば、白い壁とにらめっこ。その結果は、初老性ウツの誕生です。

白い壁症候群は、閉じこもり症候群と、非常に似ていますね。しかし重症度からいえば、閉じこもり症候群のほうが、重いといわれています。理由は、閉じこもり症候群の行く手には、ボケがある。一方、白い壁症候群の行手にあるものといえば初老性ウツです。初老性ウツよりボケのほうが恐ろしいからです。

だからこそ、転倒、骨折、寝たきり、ボケにつながりかねないひざ痛病はできるだけ早いうちに治していただきたいのです。

第4章

体の重心線の狂いを正しなさい

●重心線の移動が転倒につながる

足の裏は成人でも、せいぜい20数センチ。その20数センチの広さのなかで、私たちは全体重を支えているのです。すこぶる不安定と思うでしょう。

でも、人間が本当に不安定動物だったら、町なかでコロコロ転んでいる人を多く見かけるはずです。事実はノー。

足の裏が小面積で、不安定であることは、たしかです。でも転ばない。

一章で重心線の話をしました。耳の後ろから垂直に下り、肩関節の中心を通過。さらに下降して、股関節の中心を通って膝関節のやや前方から足の中心に至る、この重心線に従って関節と筋肉の絶妙なコントロールで重心をとっているのです。

しかし、老化とは恐ろしくもあり、悲しくもあるものです。絶妙なコントロールを根底からくつがえします。もし関節が衰えていたら、もし筋肉が衰えていたら、絶妙なコントロールも絵に描いた餅。

まだありますよ。重心のお話は、あくまでも直立した場合のみです。人間は動物です。

動物とは動く物です。動くとなれば、重心線も移動するはずです。そして、土台である足の裏の輪郭から飛び出してしまう。大きく移動すれば、かならず土台である足の輪郭から飛び出してしまうのです。

重心線は大きく移動する。修正しようにも、肝腎の関節も筋肉が衰えている。これでは、転ぶ以外に道がない。というわけで、高齢者の転倒が多発します。

追い打ちをかけるように、O脚とX脚が浮上してきます。

では、老いた関節と老いた筋肉で、絶妙とまでいかなくても、何とかコントロールする術はないものでしょうか。

ありますとも。

しかし、大きな期待を老化ひざにかけることは、とても無理です。無理ならば、せめて接地面積を広げてみよう。接地面積が広ければ、多少前かがみになっても、後にのけぞっても、重心線は、足の裏の輪郭内に納まるはずです。

輪郭内に納まっていれば、老いた関節と老いた筋肉に鞭打つまでのコントロールも無用となる。ひざへの荷重も最少にとどまり、ひざ痛病の発生も防止可能。まさに、メデタシメデタシの物語です。

●不安定感を補うにはガニマタスタイルが安全

では、具体的な話にすすみましょう。いかにして接地面積を広げるか。もっとも簡単な方法は、少しつま先を広げて、いわゆるガニマタスタイルになれば、よいのです。ガニマタがお嫌いなら、末広がりスタイルでも結構。いずれにしても、かかとを中心にして、つま先を広げるだけでOK。試しに、ガニマタスタイルで歩いてみてください。ずっと安定感があるでしょう。接地面積が広がったままでの歩行ですから、転倒率もてきめんに減少しますよ。

これでも不足とあれば、つま先を広げず、両足の間隔だけを広げて、歩いてみてください。両足の間隔を広げるとは、横方向に接地面積が広がること。これも安定感がよろしい。

逆に、つま先を揃えるか、やや内側に向けて歩いてみましょう。和服姿の日本女性に多い歩き方になります。たしかにカッコいい。和服姿にピッタリ。でも、安定はずいぶんと悪くなります。

実際、和服での転倒率は高いのです。私も体験しました。あるホテルの駐車場でのお話です。折しも結婚式に出席するのでしょう。和服をきちっとお召しになった中年婦人が、ご主人運転の乗用車から降りるところ。

ちょっとしたはずみで、足を踏みはずしたのでしょう。くずれるように転倒。そのまま立ち上がれません。いわゆる転倒骨折ショックという症状です。

ご主人にしてみれば、ちょっと転んだだけだから、すぐに立ち上がると、軽く考えておられたのでしょう。でも、婦人はなかなか立ち上がらない。それどころか、ご当人はショックで失神状態です。

ご主人もあわてて駆けつける。私も駆けつける。ご主人は気も動転して、オロオロするだけ。私が抱き上げて、すぐに救急車に連絡した次第です。

これもあれも、内股歩きで、接地面積が小さかったからです。もし現代風（？）に、やや ガニマタスタイルで歩いていれば、転倒もなし。骨折もなかったはずです。「げに恐しきは、小接地面積」なのです。

また、重心線が狂うと、多くの病気が発生します。

たとえば、重心が接地面積から後方に飛びだせば、後ろに倒れてしまいます。倒れ方によって骨折は必至。ヘタをすれば頭部外傷で、そのまま失神。いずれにしても寝たきり老人は大接近。

なにしろ中高年女性の骨は、そのものずばりのモロモロのボロボロということが多いのです。クシャミをしただけでも骨が折れる人もあるくらいです。

おまけに、人間は恐怖からの逃走本能がある。倒れれば、被害を最小限にくいとめたい。というわけで、まず手をだす。その手の骨だって、モロモロのボロボロであることを、お忘れなく。

まして白魚のような指につながるかぼそい腕。体重を支えるには、骨粗鬆症がないとしても、荷が重すぎる。やはり、骨折は必至でしょう。

また、脳梗塞は血管がつまったものと、軽く考えている方もいるでしょう。もちろん誤りではない。しかし、つまるには、それなりの原因がある。この原因こそ、頭部外傷です。

遠い遠い昔、子供の頃、頭を思いっきりぶつけた。また、四、五年前、頭をもちあげたはずみに、机の角に強くぶつけた。こんな簡単な頭部打撲傷も、脳は敏感に反応します。しっかりと昔の古傷を覚えていて、血管の通りを悪くさせ、つまり現象を起こすのです。

こうしてみると、重心線の乱れは、骨折はもちろん、脳梗塞にも影響あり。

そこで、倒れないための工夫です。よく考えてみると、倒れる原因は前出の通り、接地

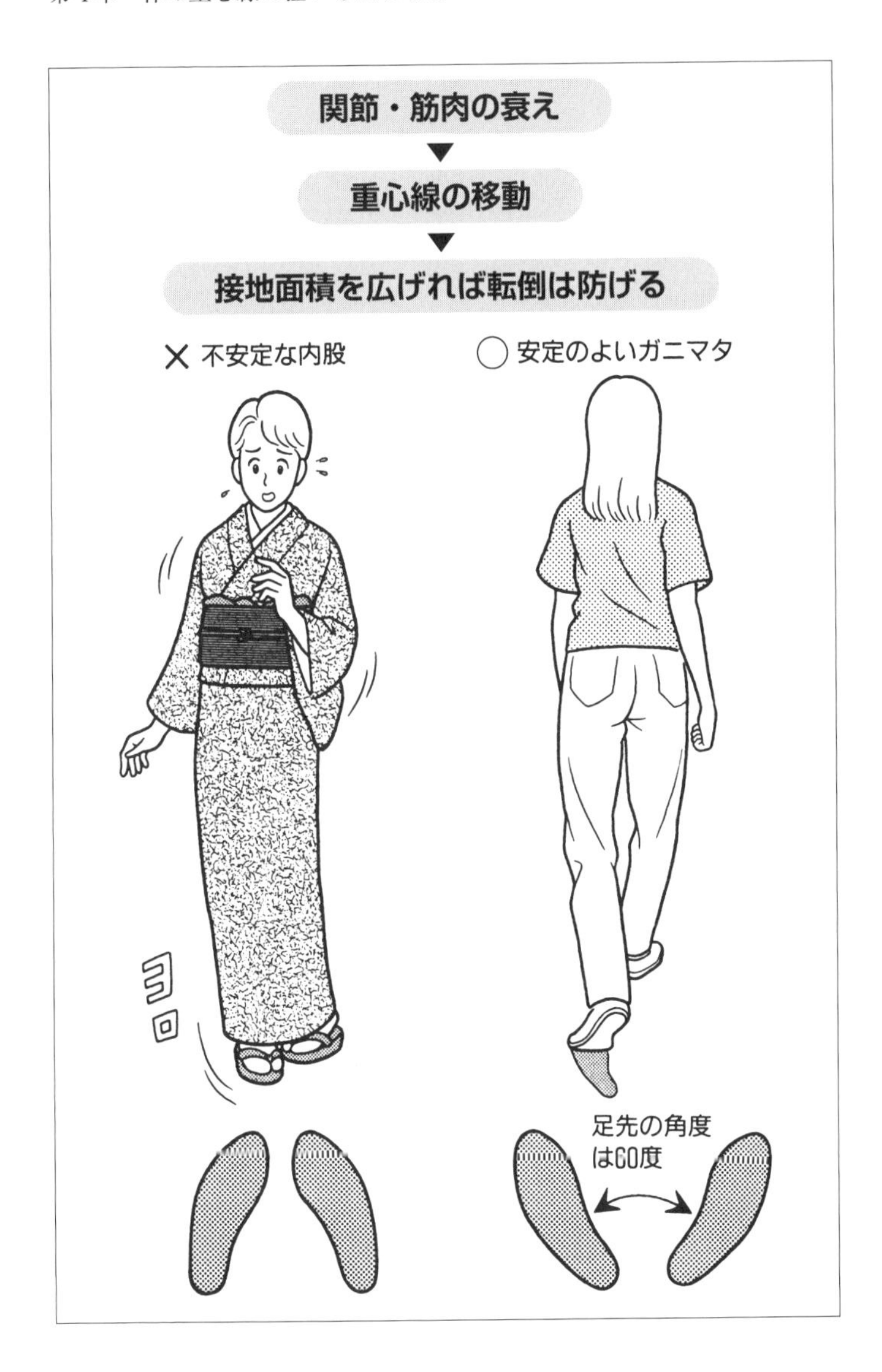
関節・筋肉の衰え
重心線の移動
接地面積を広げれば転倒は防げる
✕ 不安定な内股
◯ 安定のよいガニマタ
ヨロ
足先の角度
は60度

面積から飛びだすことです。

では、難しいこと、一切なしで、接地面積を広げてはいかが？　というわけで、足先を60度に広げてみる。足型が末広がりになって、接地面積は広くなるはずですね。

もちろんカカトはつけて、足先を60度に広げる。縁起をかつぐわけではないが、末広がり。ところが、良いことずくめでもありません。カカトをつけて、足先は60度に広げる。このスタイル、なんとなく、かつての軍隊の「気をつけ！」姿勢を思い出させませんか。

「ファッション感覚がないわね。」いくら倒れないからといって、軍隊なみの気をつけは」

お小言は真摯に甘受しましょう。では、足先をそろえて、つまり両足を平行的に歩いてください。まるで、あっちにフラフラ、こっちにフラフラとコンニャクみたい。歩きにくさを実感するはずです。倒れないのが不思議なくらい。

次に、足先を60度に広げて、いわゆるガニマタスタイルで、ノッシノッシと歩いてみてください。安定がいいでしょう。

平行歩きのときのような、フラつきは全くなし。ちょっとやそっと押されても倒れない。多少スタイルは悪くなっても、背に腹はかえられない。倒れたときの被害を考えてください。やはり末広がり歩行は、転倒防止の最良策なのです。

●より安定感を保つ「杖（つえ）」のすすめ

また、重心線の移動の不安定感をなくし、正しい位置を保つための方法として杖をおすすめします。少し腰が曲がってしまったら、やせ我慢は絶対に禁物。すぐにも杖をつきましょう。いくら他人から、杖は老化の証拠といわれても、聞き流すことです。

杖をつけば、三点支持になって、それだけ接地面積も広くなる。したがって、重心線の移動範囲も広がるのです。

杖をつかないまでも、ほとんどのおばあさんは上半身をやや前かがみにして、両手をうしろにまわし腰にあてて、歩いています。たしかに、こうすれば、上半身が引き上げられて、重心線は、足の接地面積内におさまります。

でも、問題はのこります。まず上半身を引き上げるといっても、やや強引さがみられます。強引さは無理の元。無理が重なれば、破綻もあるでしょう。

また、いかに無理なく上半身を引き上げたところで、両足の二点支持は変わりません。背骨も弱り不安定な老人バランスでは、二点支持より三点支持のほうが、より有利です。

やはり三点支持となる杖は必要でしょう。

杖ではなく、乳母車のような、四輪のショッピングカートのような、いわゆる老人車という、便利なものもあります。老人車の最大の利点は、四輪という点です。両足の二点プラス四輪の四点。六点支持になるわけですから、安定性ではすぐれもの。

でも、どんなすぐれものにも、欠点はある。四輪とは四つの車です。ちょっとの力で、簡単に滑りだす。そして老人は前かがみ姿勢がお好きなのです。前かがみ姿勢＝前方荷重です。安定性抜群と安心して、老人車に体重をかけすぎると、スルスルと滑りだす。でも、悲しいかな、老化した足では、老人車についていけない。その後は、予想通りの前方転倒。その点は、十分すぎるほど気をつけてください。

変り種の杖を、ご紹介しましょう。杖は一本、だれが決めたのでしょう。実は、二本のほうが、ずっと転びにくいのです。滑りやすいスポーツの代表といえば、スキーです。そのスキーのとき、杖（ストック）は一本ですか、それとも二本ですか。

こんな実験があります。目かくしをして、10メートルの直線の上を歩かせます。ほとんどの人は、左右のいずれかに曲がってしまう。中には、10メートルのゴールについたとき、2～3メートルもずれていることがあります。

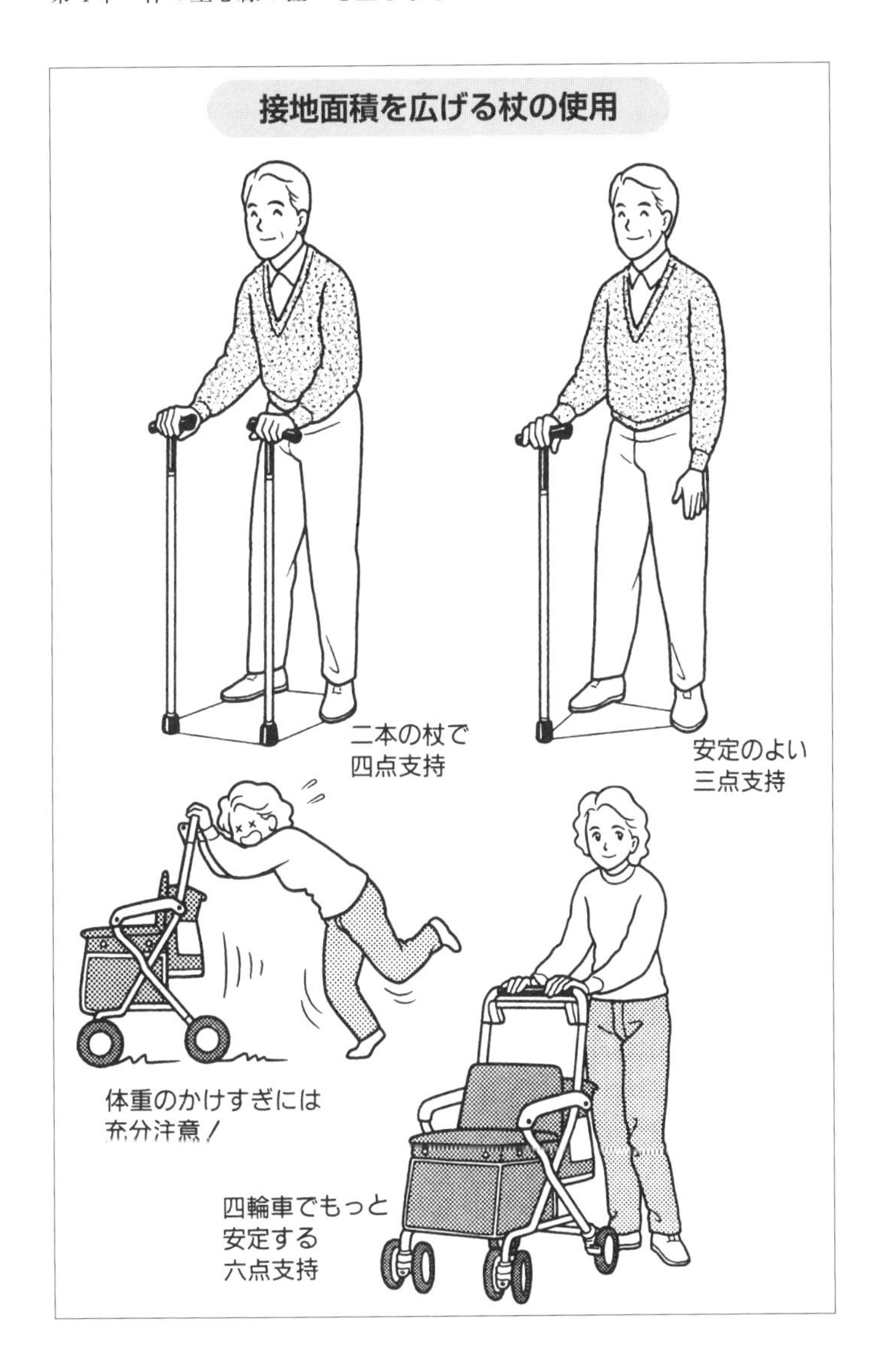
接地面積を広げる杖の使用
二本の杖で
四点支持
安定のよい
三点支持
体重のかけすぎには
充分注意！
四輪車でもっと
安定する
六点支持

こんな実験もあります。脳梗塞という病気があります。脳のどこかに梗塞（血管のつまり）が発生して、体の片側が不自由になります。いわゆる半身麻痺です。

でも、リハビリ訓練などで、かなり回復します。こうして回復した人に、目をつぶって歩かせてみると、大きく曲がってしまいます。

ところが、その人に二本の杖をもたせ、足をふくめ四本になるとまっすぐに歩けるのです。

まだあります。ひざが痛くて階段が登れないというおばあさんに、はしごを登らせてみる。一見、はしご登りは、いかにも苛酷です。傾斜も急ならば、足場だって不安定です。

さぞや、おばあさんは困るだろう。ひざだって痛くなるだろう。でも、事実は逆転します。はしごのほうが、ずっとラクチン。いとも軽々と登っていくのです。

二本の杖は、両足をふくめると四点支持。傾斜は急でも、両足だけの二点支持より楽なのです。また、方向性にしても、重心線が安定するから、曲りがすくない。よいことだらけの二本杖ですが、欠点があります。

杖としての市民権を得ていない。だから、カッコ悪くみえる。実際に二本杖で町中を歩いてもらいました。

「楽は楽だけど、周囲のみんなの視線が強い。なかには、なぜ二本の杖？　と、訊ねる人さえいます、本当は楽なのですがね」

だそうです。まことに残念無念。

二本杖やはしごの例をふくめて、接地面積が広いということは、転ぶ、転ばないに大きく関係してくるのです。

接地面積を考えるとき、はきものも重要な意味をもちます。

たとえばハイヒール。ハイヒールの裏では、かかとを中心にして、つま先が広がって扇型になる。わかりやすくいえば、三点支持。やはり足の裏全体を使って歩きたい。三点支持では、足の裏全体の面での支持と違って、転びやすくなるからです。

●靴の裏であなたの重心線の狂いをテストする

大脳基底核は、表情や行動を司る部分です。「表情や行動を司る」という個所に注目してください。老人の歩き方を思いだしてみましょう。背を丸め、肩を落して、ヨボヨボと歩く。そのときの表情も重要です。決して生き生きした顔付きではないはずです。

つまり、表情が老いれば、歩き方まで老いる。逆に、歩き方が老いれば、表情も老いるわけです。

ここからが肝腎です。老人特有のヨボヨボ歩きで、ひざは高く上がっているでしょうか。もちろん答はノー。

大脳基底核が衰えれば、いやでも足は高く上がらなくなります。加えてひざ痛病があったら、どうでしょう。ただでさえ老人の歩き方では、ひざも高く上がらない。上がったとしても、つま先は残りぎみです。

大脳基底核の衰え＋ひざ痛病となれば、ヨボヨボ歩きは強くなり、それこそ地面を引きずるようにしながら、歩くことになります。こうなると、わずか5ミリのでっぱりでも、簡単にひっかかるでしょう。地面はけっして鏡のような平らな面ではない。5ミリや10ミリの凸凹は、あちこちにゴロゴロしているのです。

「去年まで上がっていた足が、今年は上がらなくなる。去年まではひっかからなかった足が、今年はひっかかる。そうなったら、気をつければいいのね」

もちろんイエスです。でも、そんなに簡単にひっかかってくれれば、別の意味で、発見も容易でしょう。でも、幸か不幸か、ひっかからなければ、足の上がらないことすら、発見が遅れてしまいます。なにしろ、歩くことは無意識の行為です。それだけに、発見も遅れぎみになるのです。

「ああ、困ったわ。じゃ、どうすればいいの？」

そのときは、靴の裏をみてください。靴の裏には全体重がかかります。もちろん、歩き方の良し悪しも、はっきりと現れます。

できれば、スニーカーのような平らな底をもつ靴が最高です。でも、なかったら、ローヒールの靴を選んでください。靴の裏のどこが、どう減っているかを注意深く観察するのです。

足が高く上がらず、ひきずるように歩く人では、90％の靴の裏が、かかとを中心に減っています。こうした歩き方をする人は、姿勢も背中を丸くした老人性円背（ねこ背）傾向。体の重心もかかとにかかります。そこで、かかとを中心に減るわけです。

次に、靴の先端にも注目してください。

靴の先端とは、裏の部分でなく、表皮の部分です。靴の先端の表皮に、わずかな引っかき傷や、すりむき傷があれば、足はそれなりに上がっていたとしても、つま先が残りぎみ。床（地面）にこすりつけている証拠です。

つま先に傷のある歩き方をする人は、やや前傾姿勢（前かがみの姿勢）といわれています。

上半身が前かがみになるため、足が高く上がっても、つま先だけが残りぎみになる。そして、地面をひっかけての傷、というわけです。

「大丈夫よ、ひざだって、ちょっと痛んでいるだけだから。脳のどこが、どうなっているのよ。そんな大袈裟なものじゃないはずよ」

まだ、あなたはわかっていませんね。靴の裏の減り方は、単なる結果です。ひざが痛くても痛くなくても、ヨボヨボ歩きがあれば、ひざへの負担は増大する。大脳基底核も確実に老化します。そして、行方には、ボケが待ち受けているのです。

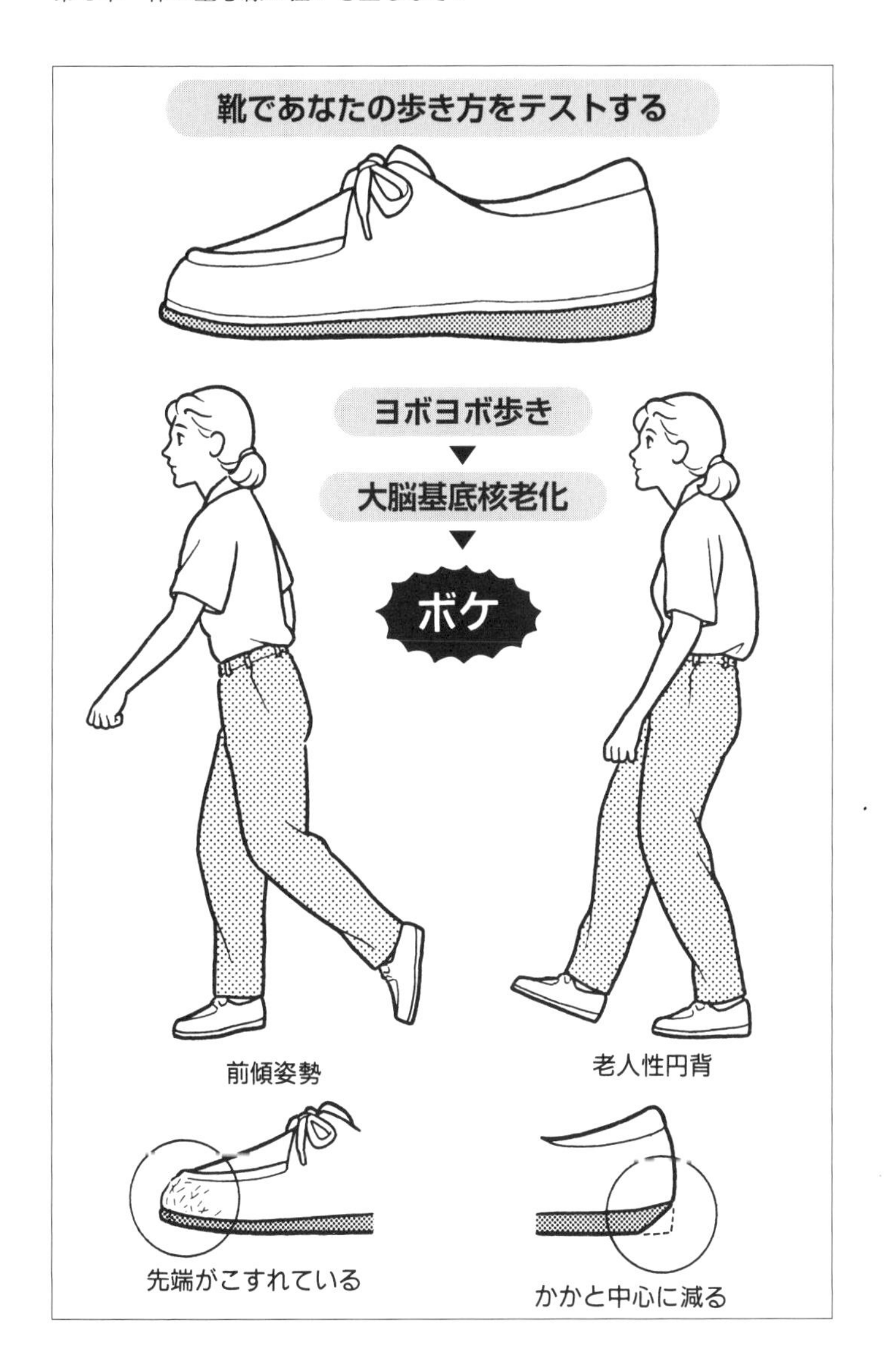
靴であなたの歩き方をテストする
ヨボヨボ歩き
▼
大脳基底核老化
▼
ボケ
前傾姿勢
老人性円背
先端がこすれている
かかと中心に減る

●重心線を乱すO脚、X脚を改善するはきもの

お年寄りは両足の間隔を広げて、ヨタヨタ歩く。このとき、ほとんどがO脚かX脚になっています。

O脚には、先天性のものもあります。しかし、年をとってくると、自然にO脚になるものもあります。

なぜ？　理由は簡単。足首の筋肉や関節を固める靱帯が弱るためです。これは一大事。だって、足といえば土台中の土台。その土台が、くずれだすからですね。

土台のくずれ＝重心線の乱れ。そのままイコールで諸病の発症。ところが、諸病の発症の前に、いまわれわれが問題としているひざ痛病や腰痛と、O脚とX脚は深すぎるほどにからんでいるのです。

ひざ関節は再々お話している通り、上からの大腿骨、下からの二本のすねの骨から成りたっています。

そして、大腿骨と脛骨との結合部位は、点でなく、面です。面だからこそ、何十キロと

いう巨大体重を支えられるわけです。

もし結合部位が点だったら？　考えるだけでも恐ろしい。点とは、鋭いとか、尖ったとかを意味します。大腿骨かすねの骨のどちらかに、鋭く尖った点があれば、結果をいうまでもないでしょう。

相手の骨をギリギリ、ゴリゴリと刺しこみ、破壊してしまう。もちろんひざ関節には猛烈な痛みが発生します。

驚くなかれ、こんなウソのような話が現実に起こりつつあるのです。それが、O脚であり X 脚なのです。

O脚もX脚も、その成り立ちは、足首の筋肉の老化が原因です。足首の筋肉が老化すれば、当然のように弱くなる。弱くなれば、足を正しく保持できない。そんなところに、重い体重がのしかかるのです。

少しでもひざ関節が外側に曲がっていたら、もう絶望です。ひざ関節は、外側に押し広げられるようになってO脚の誕生。逆に、内側に押しつぼめられれば、X脚の誕生です。

O脚、X脚。いずれも軽ければ、目立ちません。いいえ、本人でさえ気づかないことだってあるのです。もちろん症状も全くゼロ。

しかし、中高年女性のO脚、X脚となると、そう簡単にいきません。ただでさえひざ関節が弱っている。

おまけに、O脚では内側の一点で体重を支えることであり、X脚では外側の一点で体重を支えることなのです。

点で体重を支える被害は、前出の通りです。たちまちギリギリ、ゴリゴリが発生して、ひざ関節には激痛が生じます。

「じゃ、どうするの」こんな悲鳴が聞こえてきそうですね。

もちろん重症では手術です。でも軽症ならば、こんなお手軽な方法もあります。

O脚だったら、内側に体重がかかるだけですから、はきもの（家の中だったらスリッパでも）の外側に、やや厚めのベルトを貼りつけます。

こうすれば、足の外側が高くなり内側は低くなる。その結果、ひざ関節は内つぼみになって、O脚が改善されます。もちろん、O脚にともなうひざ痛病も軽症化。

X脚では全く逆です。内側に厚めのベルトを貼る。内高外低。こうなれば、ひざ関節はいやでも外側に広がり、X脚も、X脚にともなうひざ痛病も軽症化されます。

厚めのベルトには、ゴム板でも、フエルトでも結構です。正式には「足底板療法」とい

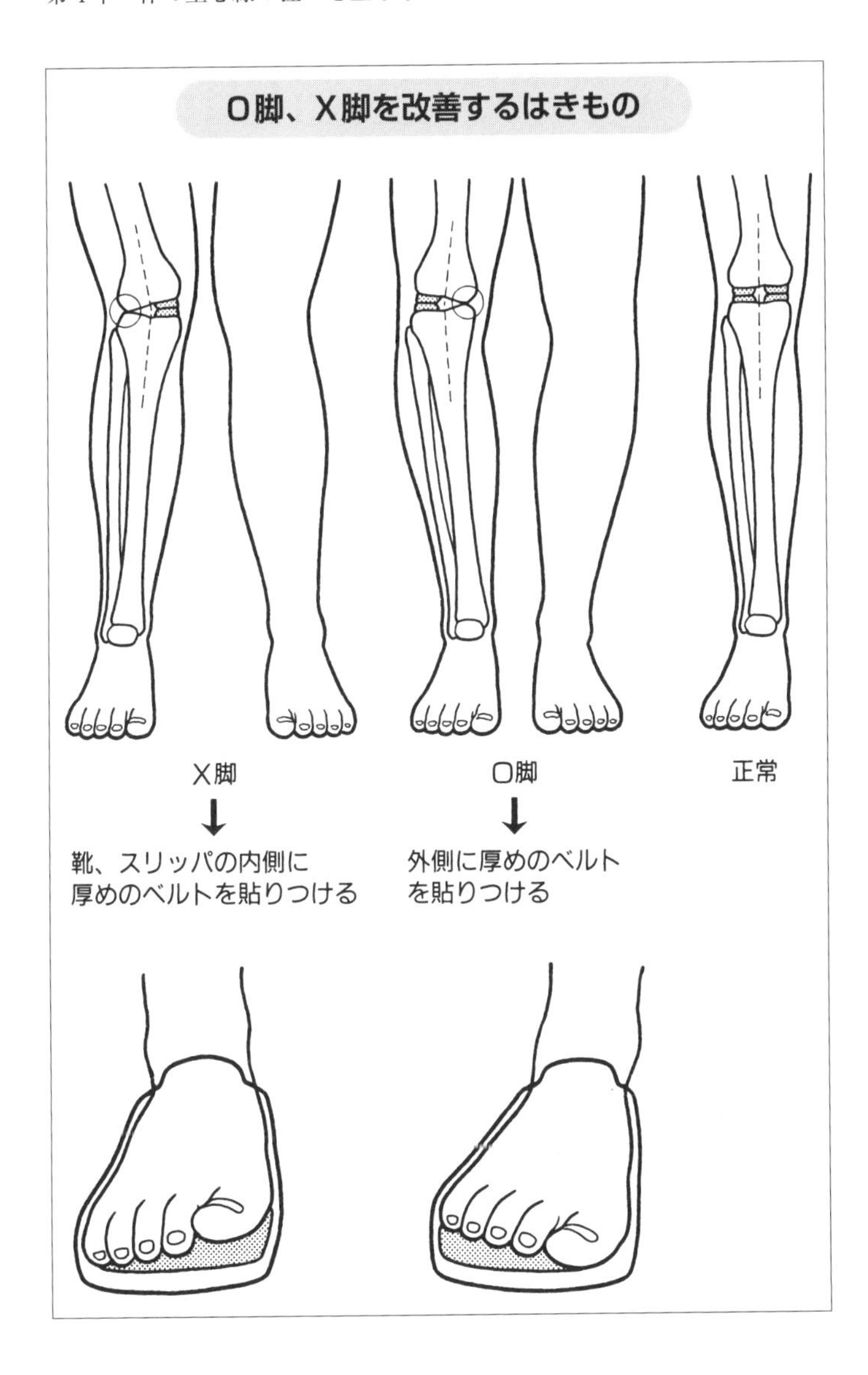
O脚、X脚を改善するはきもの
X脚
靴、スリッパの内側に
厚めのベルトを貼りつける
O脚
外側に厚めのベルト
を貼りつける
正常

いって、ひざ痛病治療に、かなり効果を上げています。

考えてみると、ちょっと不思議ですね。少し厚めのベルトを貼っただけで、重心線が変わり、症状も改善されるなんて。

そうなんです。重心線とは、とにかく変わりやすいものなのです。それだけに、注意が必要。たとえば、荷物。それも夕食のお買いもの。よくある日常茶飯事のことでしょう。その日常茶飯事のことが、ひざ痛病を起こしたり、腰痛の原因にもなるのです。

「それだけ重要な重心線の狂いを、どうして調べるの？　ちょっと見たってわかりっこないわ」

実に、うまい質問ですね。たしかに外見では、わずかな重心線の狂いはわかりません。でも、狂いはどこかにはっきりと現れます。靴の裏をみてください。片減りはありませんか。

O脚ならば、左右のかかとが内側減り。X脚ならば、外側減り。腰が引けるような、ねこ背姿勢では、かかとの中央から減りだします。

●持ち物は軽くしなさい

ひざ痛病は欲張病だ、といったら、どう思われますか　欲張病なんてあるの？　ありますとも。欲張りは、なんでもかんでも、身につけたがる。ということは、たくさんの荷物を持つ。荷物を持てば、ひざや腰に負担がかかり、痛みだす。

ですから、ひざ痛病になったら、まず物を持たないこと。どうしても持つ必要があれば、最小限に止めましょう。

ところで、あなたのハンドバックは何kgあるか、ご存じですか？　軽くて2kg、ちょいと重ければ、スンナリと5kgを超えてしまう。

では、なにが入っているの？　のぞいてみると、必ずしも、外出に必要なものばかりではないはず。むしろ不必要なもののほうが多いのです。

論より証拠。お年寄りのバックの中身を調べさせてもらいました。財布、保険証はいいとして、飴もあれば、タオルはいつも二～三本。医師から出された投薬一式。おまけに、歯磨き。その他、毎日の生活に必要なものの、ほとんどが入っています。

いつでも、どこでも、生活ＯＫというわけですね。でも、それだけに、非常に重い。どうしてひざが痛いのに、こんな重いバックを後生大事に持って歩くのでしょうか。

ひざ痛病というのは欲張り病なのですよ。ひざ痛病治療の第一歩は、荷重を減らすことです。

あなたの荷物は重すぎませんか。山ほどの荷物を持てば、ひざも腰も痛くなって当たり前ですよ。

一体全体、側にいるご亭主は、何をしているのですか。男性はホルモン的にいっても、ひざ痛病になりにくいし、おまけに騎士的な心理作用にも影響があります。ですから、どんどん荷物もちをお願いしましょう。

さもなければ、ショッピングカートをもっと利用すべきです。

●ショッピングカートを正しく持とう

ひざ痛病とショッピングカートの多用。ここにも、コツがあります。ショッピングカートはだらしなく持たないこと。だらしなく持つと、どうしても体が斜めになって、重心線が狂います。狂えば、ひざ痛病や腰痛。わかりますね。

ショッピングカートとは、二輪で、手で簡単に引っぱれるものです。四輪で押すタイプのものではありません。念のため。

理想的なショッピングカートの持ち方。ずばり、上腕を脇にぴったりとつけて、それ以上後ろに持っていかないこと。そして、絶対に上半身にねじり現象を起こさないこと。よく腕を伸ばし切って、ショッピングカートを引きずっているご婦人を見かけます。こんなスタイルでは、上半身がねじれてしまう。上半身をねじると、重心も狂います。

人間は、顔の向いた方向に歩きたがる性質をもちます。ここに大矛盾があります。顔はショーウインドーまたは商品の陳列棚の方向を向く。それでも進行方向は直進です。つまり、体はねじれたままでの直進です。

こうなると、脚はたえず方向修正をつづけることとなる。方向修正も、言葉にすれば簡単です。でも、脚にとっては一大事。修正が間違えば、衝突もあるからです。衝突もなく、かつ修正しながら歩く。考えただけでも、困難さがわかるでしょう。

また、修正しながらの歩行とは、全く非正常な歩き方です。非正常な歩き方が長く続けば、ひざや腰にとって、大きな負担となるのも当然です。

「ショッピングカートを持っていても、ひざや腰が痛む」と訴える人がいます。それは、例外なく、ショッピングカートの引き方が悪く、おまけに重心までもがねじれています。

ショッピングカートは正しく持ちましょう。見た目も結構。ヘタに引きずれば、上半身をねじり、首と腰やひざにも荷重がかかってしまいます。

人間というのは不思議なもので、悪いといわれたところを、わざと使いたがります。右ひざが痛いとすると、力を入れてみたり、体重をかけたりするのです。ためしたくなる気持はわかりますが、自分から痛みを作りだすことは非自然であり、治癒を遅らせるだけです。

治療の第一歩は、いかに痛みを少なくするか、ということです。

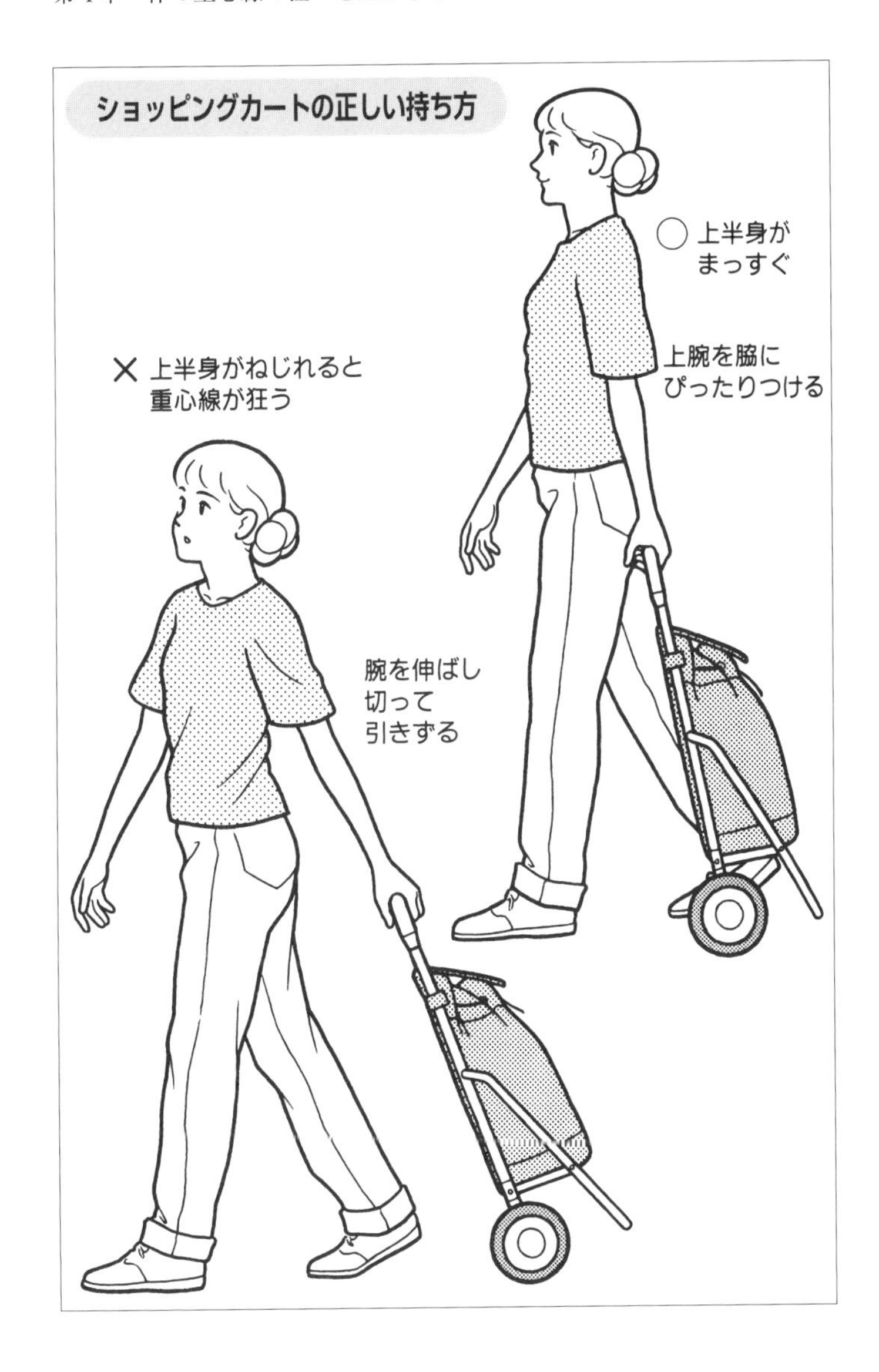
ショッピングカートの正しい持ち方
○ 上半身が
まっすぐ
上腕を脇に
ぴったりつける
× 上半身がねじれると
重心線が狂う
腕を伸ばし
切って
引きずる

痛みを多くするような行動は、痛みを増すばかりでなく、病気そのものも、かならず悪化します。

逆に痛みを少なくする行動ばかりしていれば、自然に病気は治ります。そこを頭にいれておいてください。

●軽いうちは、かばわないで颯爽と歩こう

ひざ痛の初期に、どうもひざの痛みを怖がるあまり、颯爽と歩かない女性が多いのです。ひざが痛いときも、なるべく颯爽と歩いていただきたいのです。

またまた「どうして?」というご質問があるでしょう。理由は、かばいすぎると、重心線が大きく崩れて、別なる痛みが生まれるからです。

右ひざをかばいつづければ、重心は必ず左側に移動します。そして左ひざには、荷重現象が発生して、本来は右ひざだけだったひざ痛病が左側にも発生。つまり、両側のひざが痛みだす結果になってしまいます。

ですから、痛みが少なかったら、なによりかばわないこと。そして重心線を狂わせない

ことが肝心です。

「じゃ、痛みが少なくなかったら、つまり大痛だったらどうするの？」

お忘れですか、杖という便利器具があることを。杖さえ上手に使えば、痛みも最小、病変も最少。ベリーグッドの状態を作りだせますよ。

やや重めのひざ痛病では、ヨタヨタ、静かにゆっくり歩く人が多いようです。ゆっくりはともかく、ヨタヨタは、いただけません。ヨタヨタ歩けば、確実にボケますからね。

脳の中の大脳基底核は、表情・行動を司る部分です。「ゆっくり」は意識的だとしても、「ヨタヨタ歩き」は意識的でない。大脳基底核の働きぶりの低下を意味します。

では、ボケの初期症状を考えてみましょう。ボケの初期症状といえば、最初に思い浮かぶものは、度忘れであり、計算力の低下でしょう。

「そういえば、最近、すぐ物忘れをするの。わたし、ボケはじめたのかしら」

いいえ、ボケではありません。つまり、度忘れや計算力の低下は、ボケの初期症状ではない。ボケ特有の症状は、まず表情に出てきます。眼光鋭く、口元が締まったボケ老人なんていないるでしょうか？　歩き方にしても、颯爽と歩くボケ老人を見たこともありません。ボケ老人は判を押したように、ヨタヨタと、足を引きずりながら歩いているでしょう。

ヨタヨタと足を引きずる。簡単にいえば、表情・行動の大脳基底核の老化がすすんだ証拠です。重心線を移動させないためにも、またヨタヨタ、ヨボヨボのボケ症状をすすめないためにも、ひざ痛病の軽いうちは（重くなったら駄目ですが）、なるべく颯爽と歩いていただきたい。ときには、ヤセ我慢も必要であり、適度な予防になります。

第5章

ふくらはぎのしこりを取れば足の老化は防げる

●年を取るほどふくらはぎの温度が下がる

足から老化がやってくる。たしかにそうでしょう。でも、ちょっとまってください。足といっても広いのです。足のどこから老化がくるのでしょうか。

単に「老化は足からやってくる」だけでは、「足のどこからくる」かがはっきりしていません。ところが、面白い実験をしたグループがいます。いいえ、ただの面白ずくでの実験ではない。ひざ痛病をはじめ、腰痛、肩こり、頭痛などを根本的に見直す、きわめて重要な実験だったのです。

名古屋大学医学部整形外科教室では、高齢者の下肢の皮膚温度をくわしく調査しました。その結果のお話です。まず実験内容をご説明しましょう。

参加者　高齢者グループ　（平均年齢83・1歳）　人数20名
　　　　ヤンググループ　（平均年齢34・5歳）　人数20名

実験方法　被験者のそれぞれの、大腿部の前点（ももの前の部分）
　　　　　　　　　　　　　　　大腿部の後点（ももの後の部分）

下肢の前点（すねの部分）
下肢の後点（ふくらはぎの部分）
の4点の皮膚温度を測定。

結果をみておどろきです。高齢者グループもヤンググループも、ももの前後では、あまり大きな温度差なし。しかし、下肢では、前と後での温度差は大きなものでした。そして、もっとも低温だったのが、なんとふくらはぎだったのです。

驚くのは、これからです。ふくらはぎの低温化は年齢と深く関係する。ずばり、年を取るほど、ふくらはぎの温度が低くなる。ここまでくれば、もうおわかりでしょう。老化は足からやってくる「足」とは、ふくらはぎのことだったのです。

●ふくらはぎが低温化すれば足の運動性が悪くなる

次に、ふくらはぎ低温の高齢者グループに、ある運動をしてもらいました。つま先立ちのままで10秒間、次にかかとを下ろして10秒間、再びつま先立ちの1秒間。この運動を繰り返します。

つま先立ち運動5分間で、効果がはっきりと現れました。あれほど低かったふくらはぎの温度がうなぎ登りの急上昇。同時に、歩き方まで変わったそうです。

よく老人から、「ひざから下が冷えて困る」とか、「ふくらはぎが冷えて痛む」との声を聞きます。また老人特有の夜間のこむらがえり。これも、たいへん辛い症状です。

命には別状なしとしても、熟睡中に足がつるのです。眠いやら痛いやらで、ご当人は大騒ぎ。連夜ともなれば、完全な睡眠不足となり、老人性不眠症のかくれた原因とまで言われています。これもあれも、やはりふくらはぎの低温化が原因だったのですね。

ふくらはぎが冷えるということは、ふくらはぎの三つの筋群が硬直することを意味します。ふくらはぎの三つの筋群はアキレス腱を経由して、足の運動や方向をコントロールしているのです。

ふくらはぎが低温化すれば、足全体の運動性や方向性が危うくなります。アキレス腱の動きも制限してしまいます。からだ全体の土台である足の運動性や方向性が悪くなれば、その影響はひざ痛病や腰痛をはじめとして、転倒にも及びます。いいや、もっと広範囲に、肩こり、頭痛にも影響するはずです。

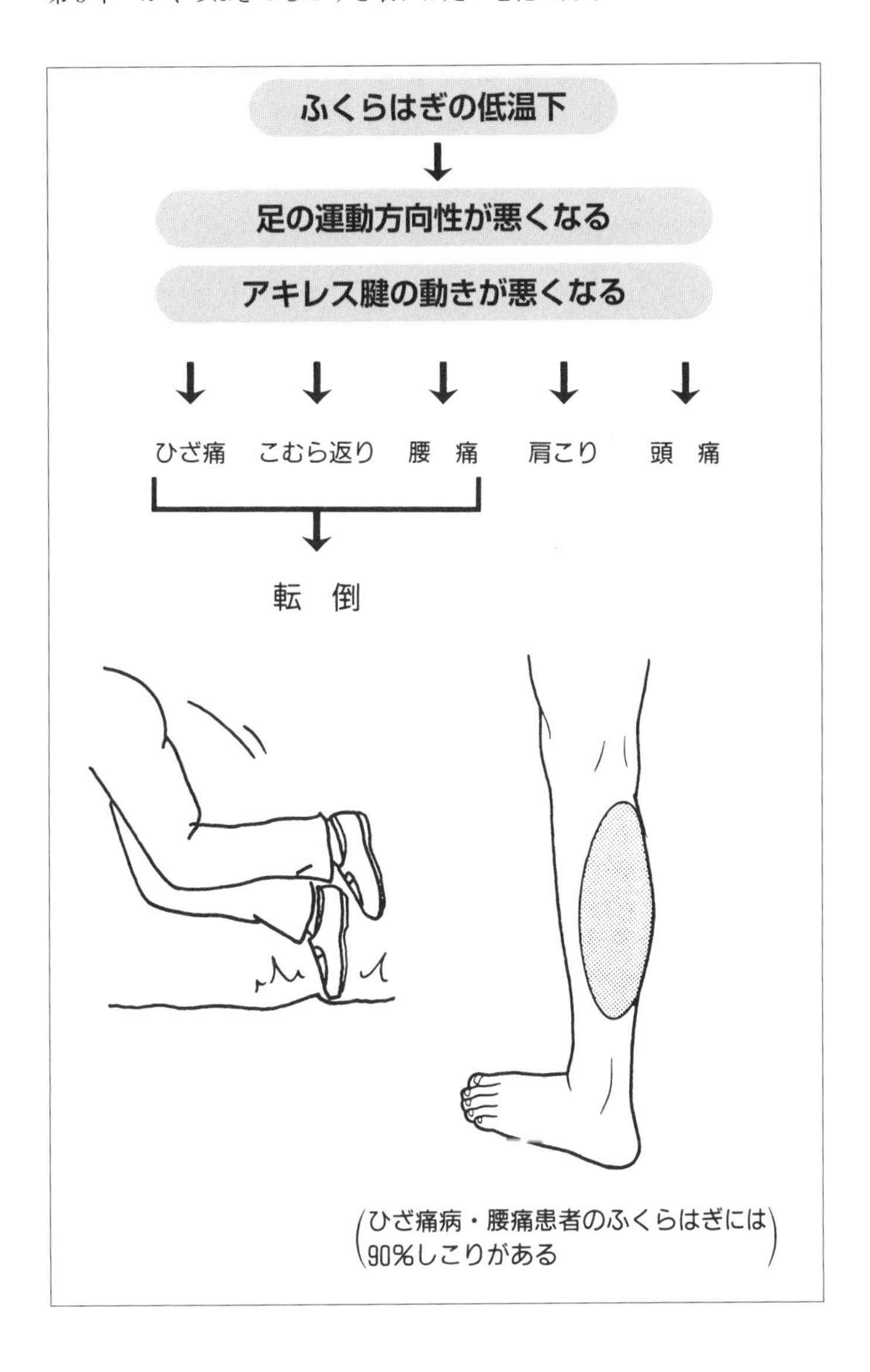
ふくらはぎの低温下
足の運動方向性が悪くなる
アキレス腱の動きが悪くなる
ひざ痛
こむら返り
腰　痛
肩こり
頭　痛
転　倒
（ひざ痛病・腰痛患者のふくらはぎには
90％しこりがある）

●ひざ痛患者の90%はふくらはぎにしこりがある

この報告を読んで、私なりの調査を試みました。ひざ痛病患者や腰痛患者のふくらはぎに、果たして硬結（しこり）があるか否かを調べたかったのです。

それからというもの、ひざ痛病患者や腰痛患者を診るたびに、ふくらはぎを押したりなでたりさすったり。こんな苦労のかいあって、私の予測はピタリと大当り。90%以上の高率で、ふくらはぎの硬結（しこり）を発見したものです。

発見したふくらはぎのしこりは、いろいろな方法で消しました。すると、どうなるでしょう。

まず、それまでと大きく違った点は、歩きっぷりがよくなったことです。高齢者特有の、あのヨボヨボ歩きが、しっかりと大地を摑むような、健康的な歩き方に変化します。

同時に、姿勢も真っすぐの直立に近くなる。

こうなると、体の重心線は所定の中心を通るため、体重を正しい位置で受け止められる。

当然ですが、ひざ痛病や腰痛が大幅に軽減されます。ある軽度の痴呆患者では、脳力の回復までもがあったほどです。

●家庭でできるこの解決法

足から老化がやってきます。この場合のそれは、ひざ痛病であり腰痛だったのです。では家庭で、ふくらはぎのしこりをみつけたらどうするか、くわしくは後述しますが、ここで簡単な解決法をご披露しましょう。足首までの足湯がおすすめです。

「エエッ、ふくらはぎにしこりがあるのに、足首までの足湯ですか？」と、疑問に思われる方もあるでしょう。もちろん、ふくらはぎまでの足湯はきわめて有効です。

しかし、ふくらはぎまで入るような、縦長バケツなんて、捜すのが大変。大変すぎて、実行不可能。これでは、折角の妙案も、絵に描いたお餅になってしまいます。

足首までの足湯なら、縦長バケツも不要です。

洗面器でも充分に実行可能。お手軽で効果も確実。ひざ痛病や腰痛病をふくめた足からの老化防止には、洗面器療法がおすすめです。

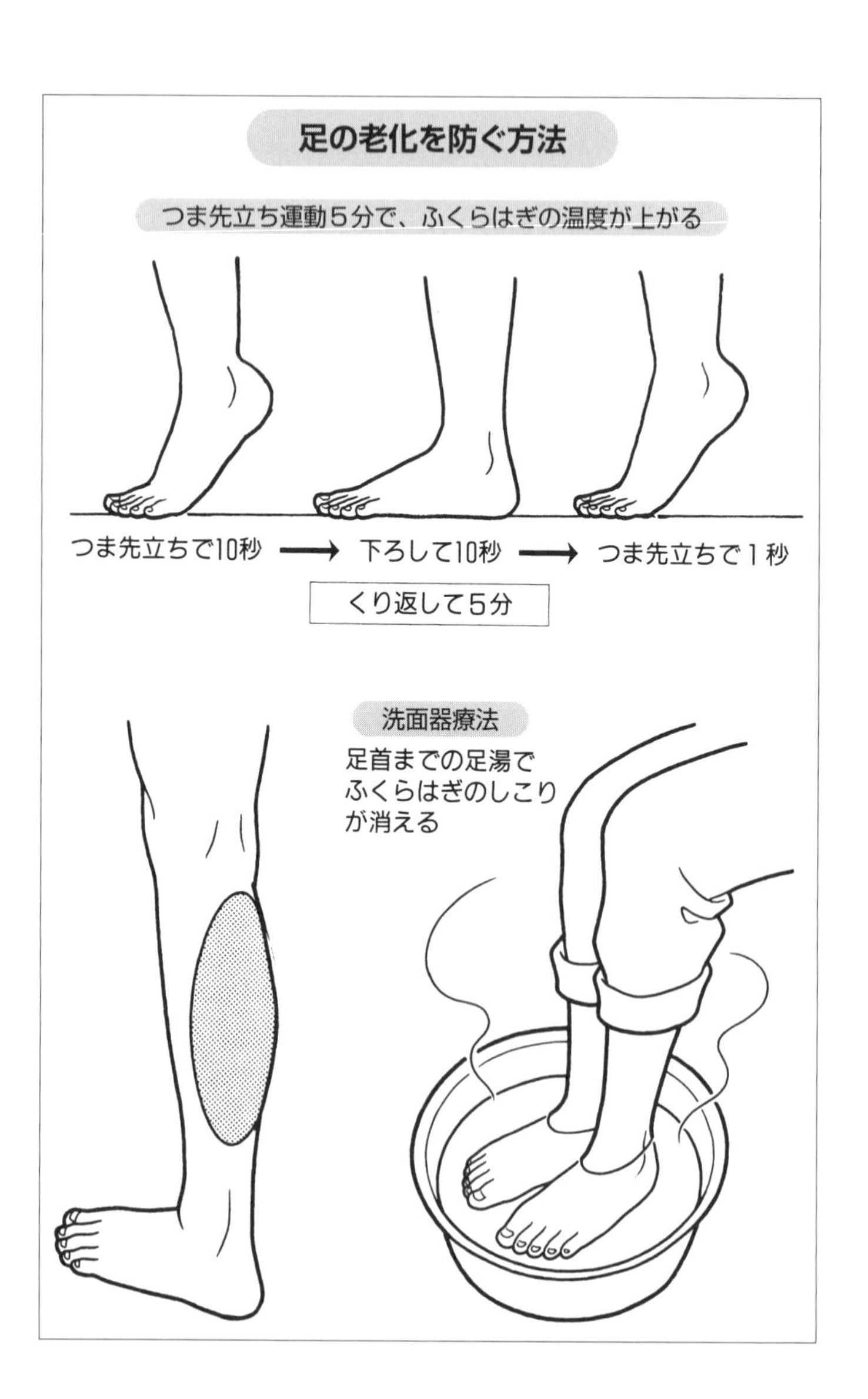
足の老化を防ぐ方法
つま先立ち運動5分で、ふくらはぎの温度が上がる
つま先立ちで10秒
下ろして10秒
つま先立ちで1秒
くり返して5分
洗面器療法
足首までの足湯で
ふくらはぎのしこり
が消える

●ふくらはぎからくる三つの筋肉はアキレス腱につながる

「今日は日本晴れ。久しぶりにジョギングでもしようかな」

早速ジャージーやトレナーに着替える。もともと運動着は、若々しいものです。服装が若やげば、気分も若やぎます。もちろん行動も若々しくなる。そこで、つい無理をする。その途端です。足首の後側でボキッという音ともに、足の自由が全くきかなくなります。アキレス腱も、誤解や思いこみの多い器官です。たとえば、足首が動くと、アキレス腱が動くと思うでしょうが、実は、そうではありません。全くの逆で、アキレス腱が動くから、足首が動くのです。

またアキレス腱が動くというと、アキレス腱そのものが伸び縮みをするように思われがちです。これも、誤解であり思い込みです。

本来、アキレス腱は伸びもしなければ縮みもしない。伸び縮みするのは、アキレス腱についている筋肉なのです。

では、どうしてアキレス腱が切れやすいのかの秘密をさぐりましょう。あれほど太いアキレス腱が、なぜ切れる。こんな疑問をもつ方もいるでしょう。しかし、アキレス腱が非常に切れやすい。一流の運動選手ともなれば、アキレス腱の断裂は一種の勲章みたいなもの、とまでいわれるほどです。

その秘密は、アキレス腱の根元の構造にあります。アキレス腱の上部には、ふくらはぎにつながる筋肉がある。そうなると、当然のようにアキレス腱と筋肉の境目あたりは、筋繊維と腱繊維が入りまじっています。

筋肉も腱も、細い筋繊維や腱繊維が束になった塊りのようなものです。そして、アキレス腱の根元あたりでは、筋繊維と腱繊維が入りまじって、渾然一体となっています。ですから、筋繊維と腱繊維のどちらが多いか少ないかで、筋肉らしくなったり腱らしくなったりするのです。

不思議なことに、アキレス腱の太さと切れやすさとは、無関係といわれています。だからこそ、逞しい男性の太いアキレス腱が、いとも簡単に切れてしまう。

切れやすい理由は、前出の筋繊維と腱繊維の入りまじり構造にあるのです。結論的には、アキレス腱のなかに筋繊維が多く入っているほど切れやすい。逆に腱繊維がほとんどであると、いくら細くても、なかなか切れません。

アキレス腱にかぎらず、腱繊維は丈夫です。細くても切れにくい。ということは、腱繊維は老化しにくい性質があるらしい。一方、筋肉はめっぽう衰えやすい。

アキレス腱のなかに、多くの筋繊維がまじっている場合を想定してください。衰えやすい筋繊維がたくさん同居していると、なにしろ切れやすくなります。そればかりでなく、足首の動きに大きく関係します。

なぜって？　何が足首の運動性（どの方向を向くか）を決めているかを、考えてください。アキレス腱ではありません。アキレス腱は、ただただ足首を動かすだけの働きしかしていませんし、方向性は決められないのです。

アキレス腱には、ふくらはぎからくる三つの筋肉がつながります。その三つの筋肉のうち、いずれかが縮んだり伸びたりすることで、足首の方向性が決まります。つま先をちょっと上に向ける。いいや、下に向ける。でもなければ、左に向ける、右に向ける。こうした動きはすべて、ふくらはぎからつながる三つの筋肉のうちの、いずれかの働きです。つまり、足首の方向性を決めるものは、アキレス腱にあらず。すべて筋肉の働きだったのです。

この事実は、アキレス腱の最大の泣き所となります。筋肉は老化とともに衰えやすい。

その衰えやすい筋肉が、アキレス腱の方向性を決めている。考えてみると、恐ろしいことですね。

腿は結構高く上がっても、足先がのこり、その結果、足先を引きずるような歩き方になる。そして、床の上の小さな凸凹にも簡単にひっかかる。ひっかかれば、たちまち転倒。

この転倒の直接原因でもある足先の残りこそ、アキレス腱の衰えでなく、腱のなかにまじった筋繊維の衰えだったのです。

●アキレス腱を守る、すね、ふくらはぎの保温

しかし、捨てる神があれば、拾う神もあります。たしかに筋繊維が多くまじった腱は、劣えやすく切れやすい。しかし反面、筋繊維は腱繊維より、何倍も鍛錬、訓練に反応してくれます。

鍛錬、訓練さえあれば、老いた筋肉にもまだまだ回復のチャンスあり。多くの実験の結果でも、七十歳以上の筋肉も、適切な訓練、鍛錬があれば、かなり回復すると報告されています。

回復の暁には、そんなに簡単に切れないし、アキレス腱をふくめて、足全体の動き具合もずっとスムースになります。もちろん足先の残りも少なくなり、転倒の危険も減ることになります。

高齢者の運動も、足もとのアキレス腱の健康管理にまでは、気がつかなかったでしょう。灯台下暗しとは、こんなことを言うのでしょうね。

ここで問題となるのは、適切な訓練であり鍛錬という言葉でしょう。これまた簡単そのもの。もともと筋肉は伸び縮みする器官です。いくらネジリ運動、回転運動といっても、基本は伸び縮みです。

ならば、適切な鍛錬、訓練とは、伸び縮みを繰り返すだけで充分です。というわけで、スポーツ前のウォーミングアップとしてのストレッチ運動がすすめられるのです。

「でも、わたしたち老人にとっては、毎日のお買いものすら、大運動なんですよ。毎日のお買いものの前に、毎回ストレッチ運動なんて、できっこありませんよ」

ごもっともです。

お買いものにお出かけ前は、なにかと気ぜわしい。とてもじゃないが、ストレッチ運動なんかしている暇も時間もない。じゃ、どうするか。

すねの部分の保温を心がけてください。すねの部分といえばもちろんふくらはぎも入ります。

ふくらはぎをふくめて、すねの部分が保温され、暖かくなれば、血行が盛んになる。血行がさかんになれば、アキレス腱プッツンの予防にもなるし、ひざ痛病の予防にもなります。

★ふくらはぎを暖める方法

①使い捨てカイロ

②若返った気持でルーズソックス。またはレッグウォーマー。変わったところでは、ラクダのももひきも有効。

③つま先立ち。足伸ばし（バレーダンサーのように、足先まで直っすぐに伸ばす運動のくり返し）（106ページ参照）

④足湯、足関節まで熱めのお湯につけると、ふくらはぎも暖かくなります。（106ページ参照）

第6章

すぐに痛みが取れる経絡療法

●まず痛い個所を探そう

痛みを治すためには、まず、どこが、どの程度痛むか知る必要があります。患者さんのなかには、手のひらに入る広さのひざなのに、外側か、真ん中か、内側かさえはっきりわからない人がいます。これでは治しようがありません。

そこで、まず痛む個所を探すことから始めましょう。

どこが痛むかを知るためには、痛む環境を作ってみることです。

たとえば、階段を一段か二段上がってみる。痛いのを我慢して何段も上がる必要はまったくありません。それをしながら、痛む部位を確認します。また、いろいろ体を動かしてみると、どこが痛いのか見当がつきます。十分に観察をすれば、必ず痛い部位をつかむことができます。

ひざ関節にかぎっていえば、ひざ関節の外側が痛むのか、内側が痛むのかだけでも治療法は大違い。

ましてひざ関節の真横であれば、関節そのものの炎症はゼロで坐骨神経痛の影響が主流であることも少なくありません。

というわけで、痛む個所がはっきりしなければ、治療法はもちろん、診断そのものまで違ってくることを念頭に入れておいてください。

●だれでもできる簡単・確実な経絡療法

東洋医学では、わたしたちの体を「気」（エネルギー）が流れていると考えます。気には二つの流れがあり、太い流れが「経」、細い流れは「絡」と呼ばれています。これらを合わせた気の流れが「経絡」であり、この経絡が乱れたとき、体に異常が起こってくるという考え方です。

それぞれの経絡には「ツボ」があります。経絡はツボが線につながったものだとお考えになればよいでしょう。このツボは即効で痛みをとってくれます。たとえば、ツボの痛点に医師が注射を一本するだけで、痛みがすぐ消えてしまいます。

これを西洋医学的にみると、ツボに与える注射や鍼の刺激によって、臓器周辺の神経に脳内麻酔剤が分泌されるからと考えられます。痛みを消すツボと脳内麻酔剤には、深いかかわりがあるのです。

とはいっても、ツボをポイントで押さえるのは素人には無理。そこで、有効なツボのある部分を面でとらえ、その面を刺激するのがこの本の経絡療法です。面で押さえれば、ツボを間違えません。

しかも、足の経絡がもっとも重要なカギ。理由は、足の経絡は全身をカバーしているため、痛みにいちばん効くからです。

●治療をするときの注意点

★急性の痛みは冷やす

急性の痛みは冷やすのが大原則です。関節に熱をもったときなど、使い捨てカイロのような熱を加えるものはおやめになる方が賢明です。急性の痛みのときは、軽くマッサージをするか、冷湿布を使ってください。

★慢性の痛みは温める

慢性の痛みでしたら、温めるのが大原則。使い捨てカイロや遠赤外線ランプでじっくり温めて治療なさってください。

★症状によって治療法を変える

家庭でできる経絡治療法にはさまざまありますが、まず貼り薬を貼り、さらにそれぞれの症状や状況に応じて治療法を補助的に加えてください。

・貼り薬を貼る（ふくらはぎが張る人）
・使い捨てカイロを使う（足が冷えぎみな人）
・ポンポン肩たたきでたたく（治療の範囲が広いとき）
・指圧かマッサージをする（治療の範囲が狭いとき）
・足をお湯につける（複数の経絡をカバーしたいとき）
・遠赤外線ランプを当てる（比較的広い範囲の治療に）

★貼り薬を使うとき

痛みのピンポイントを探すのは、素人には非常に難しい。その点、経絡を使えばピンポイントを探す必要がなく、さらに面の処置になりますから、痛みのツボを間違えることはありません。

貼り薬は、塗り薬よりも効果がある療法ですが、貼り方次第で効きめに違いがでてきます。効くはずの貼り薬が効かないのは貼り方に問題があります。イラストを参照しながら、正しく貼るように心掛けてください。

★お湯につけるとき

貼り薬、カイロ、ポンポン肩たたき、指圧、マッサージなどがどうも面倒だという方は、お湯に足をつけてください。腎経・脾経・肝経三つの経絡の交差点がすっぽりかくれるくらいまで、熱いお湯につけます。

お湯の温度は四十二度から四十五度くらいまでが適温。

さし湯をしながら、五十度くらいまで上げても結構です。

時間は三十分程度が目安です。とはいっても、時計とにらめっこしながらする必要はなく、体中が熱くなって汗がでるくらいになったらやめます。

冬でしたら、毛布の一枚も羽織りながらおやりになる方がよいでしょう。

★遠赤外線ランプを当てるとき

これは面の治療法ですが、当てていると熱くなる中心が自分でわかってきます。一二二頁から指示するそれぞれの部位に、熱くなる中心部分がぴったり合うように当てましょう。そのときは、火傷をしないよう遠目にして、約十分ぐらいずつじんわりと温めるようにします。遠目に当てることによって深部の温度まで上がり、効きめがアップします。

また、即効性をご希望でしたら、「近づけて当ててみて、熱いと感じたらすぐ離す」を三回から五回繰り返してみてください。

あまり赤くなるようでしたら、すぐにやめます。

火傷をしないように、くれぐれも気をつけてください。

★マッサージをするとき

腿を静かに押してみると、上が痛いのか、真ん中が痛いのか、外側が痛いのかがわかります。その周辺の部位をよくマッサージしてください。何かをしながら、たとえばテレビをみながらでもマッサージをすれば、これだけでもずいぶん効果があります。

マッサージをしても痛むようならば、貼り薬程度にして、ひざそのものはさわらないでください。

およそ刺激療法とは、心地よさが原則。いかに心地よい刺激を与えるかがポイントです。よく指圧やマッサージで強ければいいと思っていらっしゃる方があります。

でも、強い刺激を加えて痛みを感じるようならば、百害あって一利なし。

というのは、強く刺激をして痛みがでると、その筋肉は筋防御といって堅くなります。堅くなれば血液循環が悪くなり、病気は悪化するだけです。

★磁気治療はツボに当たれば効く

磁気治療器（商品名『ピップエレキバン』のようなもの）は筋肉の堅い部分にはよいのですが、やわらかい部分にはなかなか効果がでません。

磁気治療器でいちばん効果がでるのは、ツボにぴったり貼られたとき。できるだけ圧痛点に貼ることです。

ところが皮膚がたるんでいて、しかも脂肪組織がフニャフニャ、筋肉がタプタプとなると貼るのが難しい。とくに足は垂直方向ですから、圧痛点が垂れ下がって動いてしまうのです。つまり肝腎なツボの位置が変わってしまうのです。

磁気の効果と共に磁石のでっぱりで患部を長時間押すのは、指圧と同様の効果があります。

でもそれは正しい圧痛点に貼ってこそです。

●ひざの内側が痛い①――軽・中程度の痛みの場合

内くるぶしから四横指目、つまり、腎経・脾経・肝経三つの経絡が交差している場所を中心に治療します。

①内くるぶしから四横指目を中心に刺激する（腎・脾・肝経の交差点）

内くるぶしから四横指目、つまり、五センチぐらい上からむこうずねの骨の下縁に沿って押してみてください。

いちばん痛く感じる部位に貼り薬を縦長に貼ります。

かぶれやすい人は、皮膚の状態を見ながら、貼ったりはがしたりしてください。

また、指圧やマッサージを併用すれば、より効きめはアップします。毎日続けることで、かなり効果がでてきます。

ポンポン肩たたきを使うときは、骨をたたかないように注意しながら、骨の下側縁をたたくようにします。

ひざの内側が痛い①

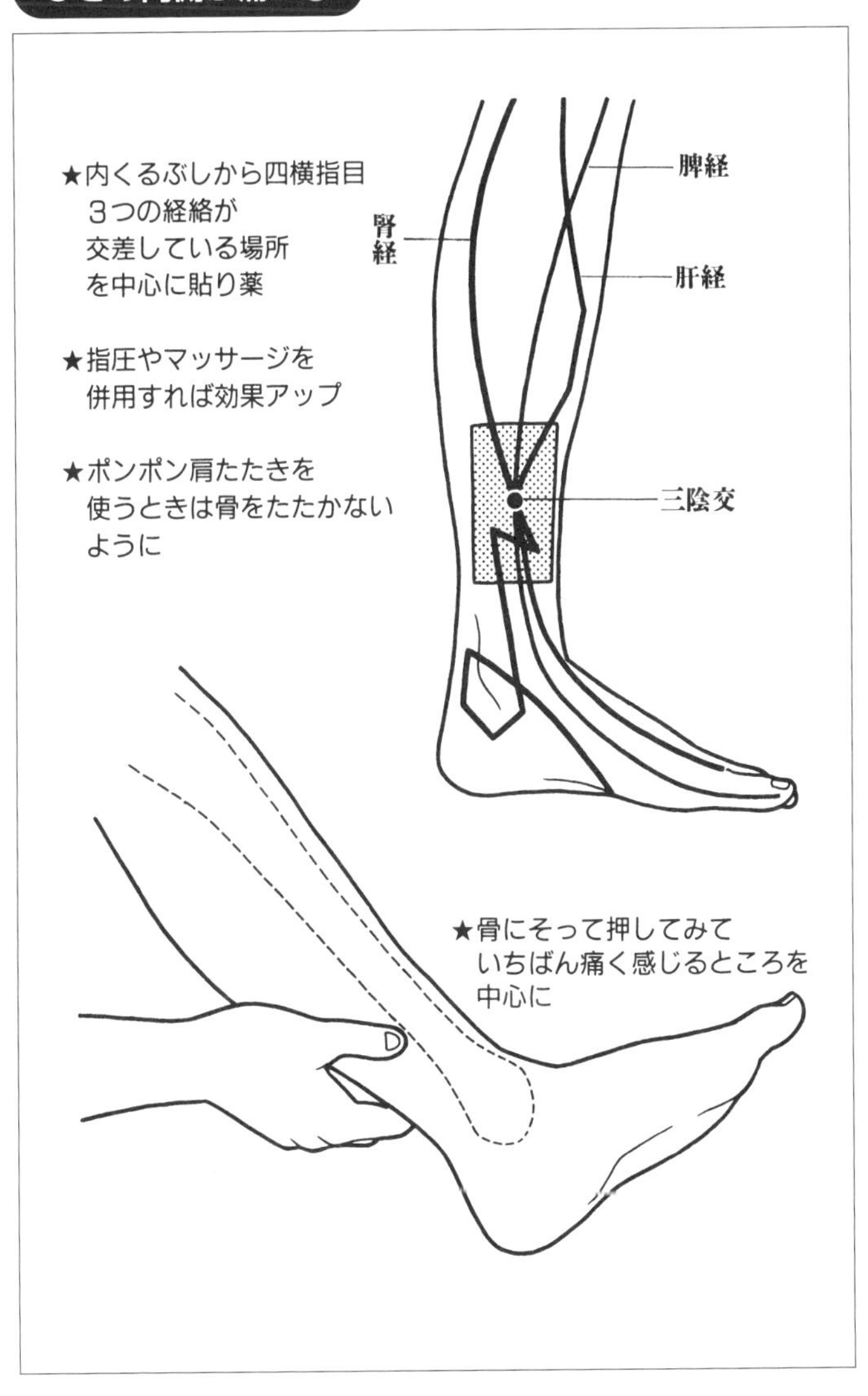

★内くるぶしから四横指目
3つの経絡が
交差している場所
を中心に貼り薬
★指圧やマッサージを
併用すれば効果アップ
★ポンポン肩たたきを
使うときは骨をたたかない
ように
脾経
腎経
肝経
三陰交
★骨にそって押してみて
いちばん痛く感じるところを
中心に

●ひざの内側が痛い②――重症の痛みの場合

重症のときは、

①三本の経絡の交差点、すなわち内くるぶしから四横指目、腎経、脾経、肝経がまじわっている場所をまず治療。

さらに三本それぞれの経絡上にある次の部位にも刺激を与えてください。

②内くるぶしとかかとの中間を刺激する（腎経）

③足の親指の内側に沿ったところを刺激する（脾経）

④足の甲側、親指と人さし指の間を刺激する（肝経）

治療法は、貼り薬、指圧、マッサージ、お湯につけるなど、いずれも結構です。

ひざの内側が痛い②

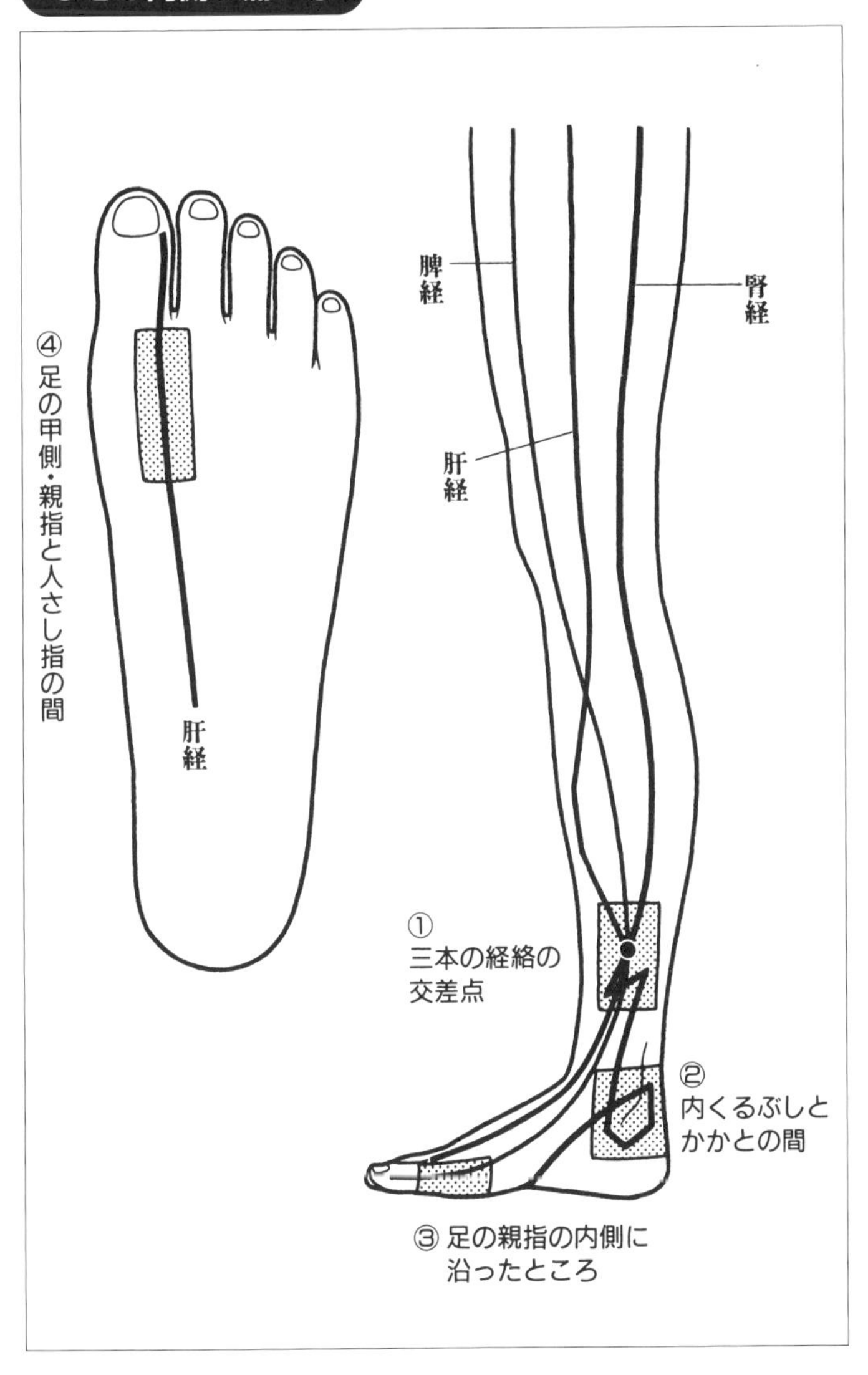

脾経
腎経
肝経
④ 足の甲側・親指と人さし指の間
肝経
①
三本の経絡の
交差点
②
内くるぶしと
かかとの間
③ 足の親指の内側に
沿ったところ

●ひざの内側が痛い③——ただいま更年期障害の真っ最中

体がだるい、舌や口内炎が起きやすい、食欲がない、おなかが張る、ゲップがでる、若い頃から生理痛がひどかった、年をとってから更年期障害が激しい、こんな症状を伴うひざ痛病はひざの内側が痛みます。

逆に、内側が痛むとそういう症状が出やすくなります。

これらの症状には、脾経の刺激が効きます。

①内くるぶしから四横指目、腎経・脾経・肝経三つの経絡が交差している場所を中心に刺激する

②足の親指内側を刺激する（脾経）

場所が狭いので指圧かマッサージで。

ひざの内側が痛い③

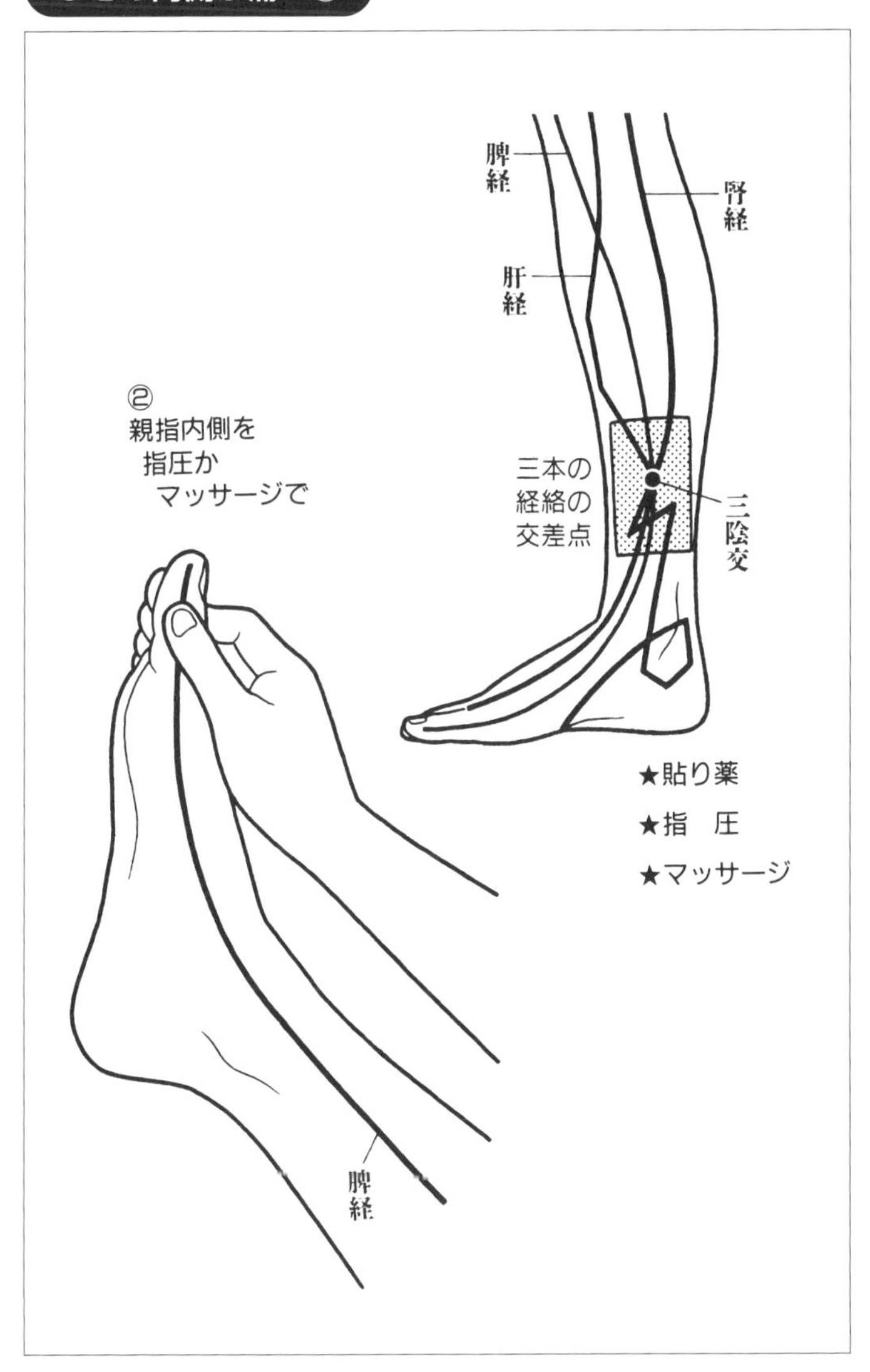

●ひざそのものが痛い――ひざの真上では効果がない

ひざそのものが痛いとき、よくひざ小僧のまん中に貼り薬を貼ったりする人がいますが、これでは効果がありません。

次の部位に貼り薬を貼ってください。

①ひざ小僧の外側へこみから四横指下（三里のツボ）を刺激する（胃経）

ひざ下のすねの骨から、ふくらはぎをカバーするように、貼り薬を大き目に貼ります。

ポンポン肩たたきを使うときは、痛みを感じるほどたたくのは、ぜったいにやめてください。

気持ちがよくなったらやめましょう。

②足の人さし指と中指の間を刺激する（胃経）

貼り薬を足の甲側に縦長に貼ってください。

貼り薬のほかに、マッサージ、指圧、遠赤外線治療などを併用してみるとよいでしょう。

ひざそのものが痛い

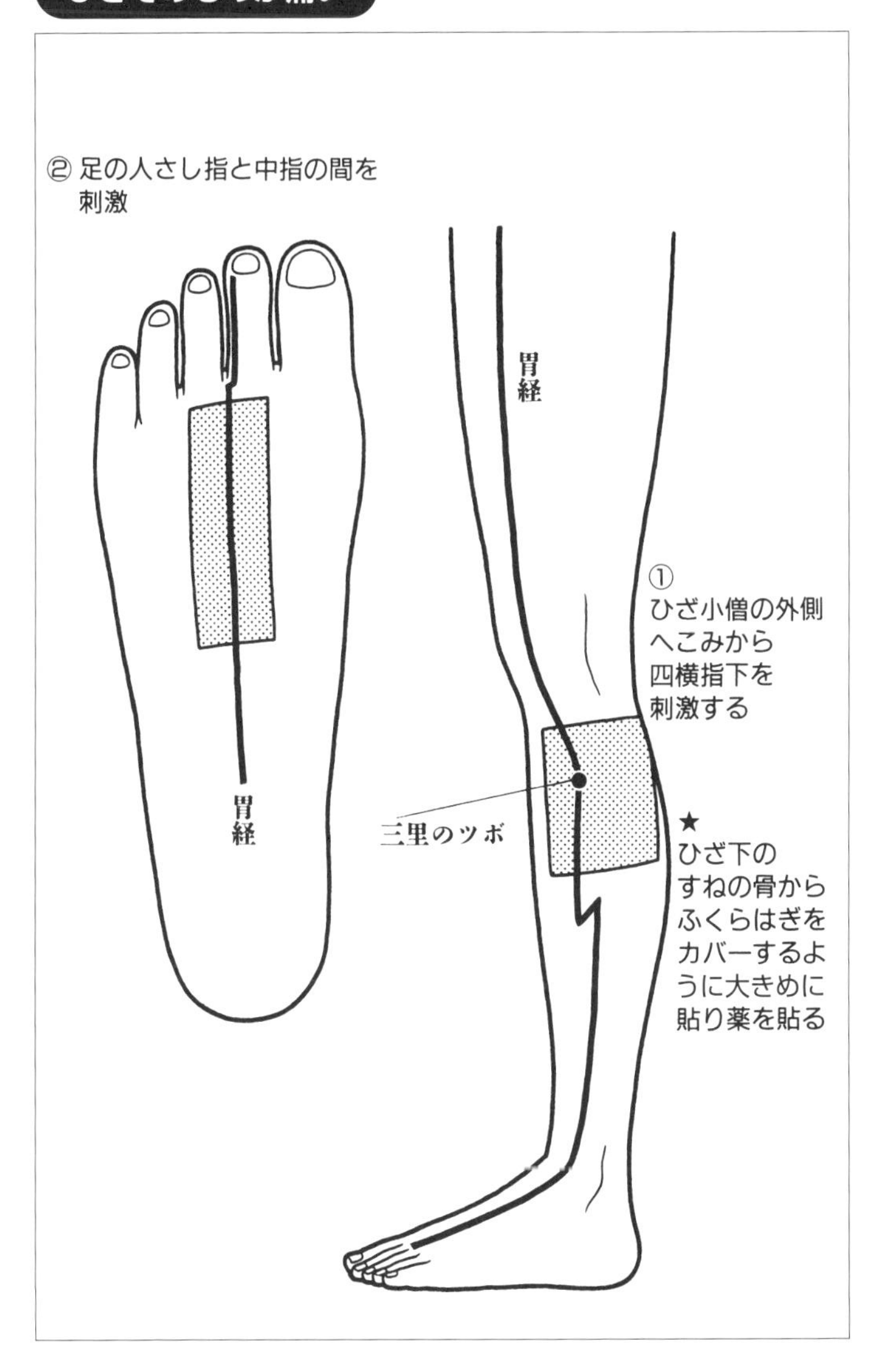

② 足の人さし指と中指の間を
刺激
胃経
胃経
三里のツボ
①
ひざ小僧の外側
へこみから
四横指下を
刺激する
★
ひざ下の
すねの骨から
ふくらはぎを
カバーするよ
うに大きめに
貼り薬を貼る

●O脚でひざそのものが痛い――重心線の狂いを治す

O脚でひざそのものが痛い場合は、膝関節の内側が痛むことが多いのです。したがって治療を必要とする経絡は脾経・腎経・肝経の三つとなります。

★O脚でひざそのものが弱く痛むとき

①内くるぶしから四横指目、三つの経絡の交差点を中心に刺激する

★O脚でひざそのものが強く痛むとき

①三つの経絡の交差点を中心に刺激する
②内くるぶしとかかとの中間を刺激する
③足の親指と内側に沿ったところを刺激する
④足の甲側、親指と人さし指の間を刺激する

O脚でひざそのものが痛い

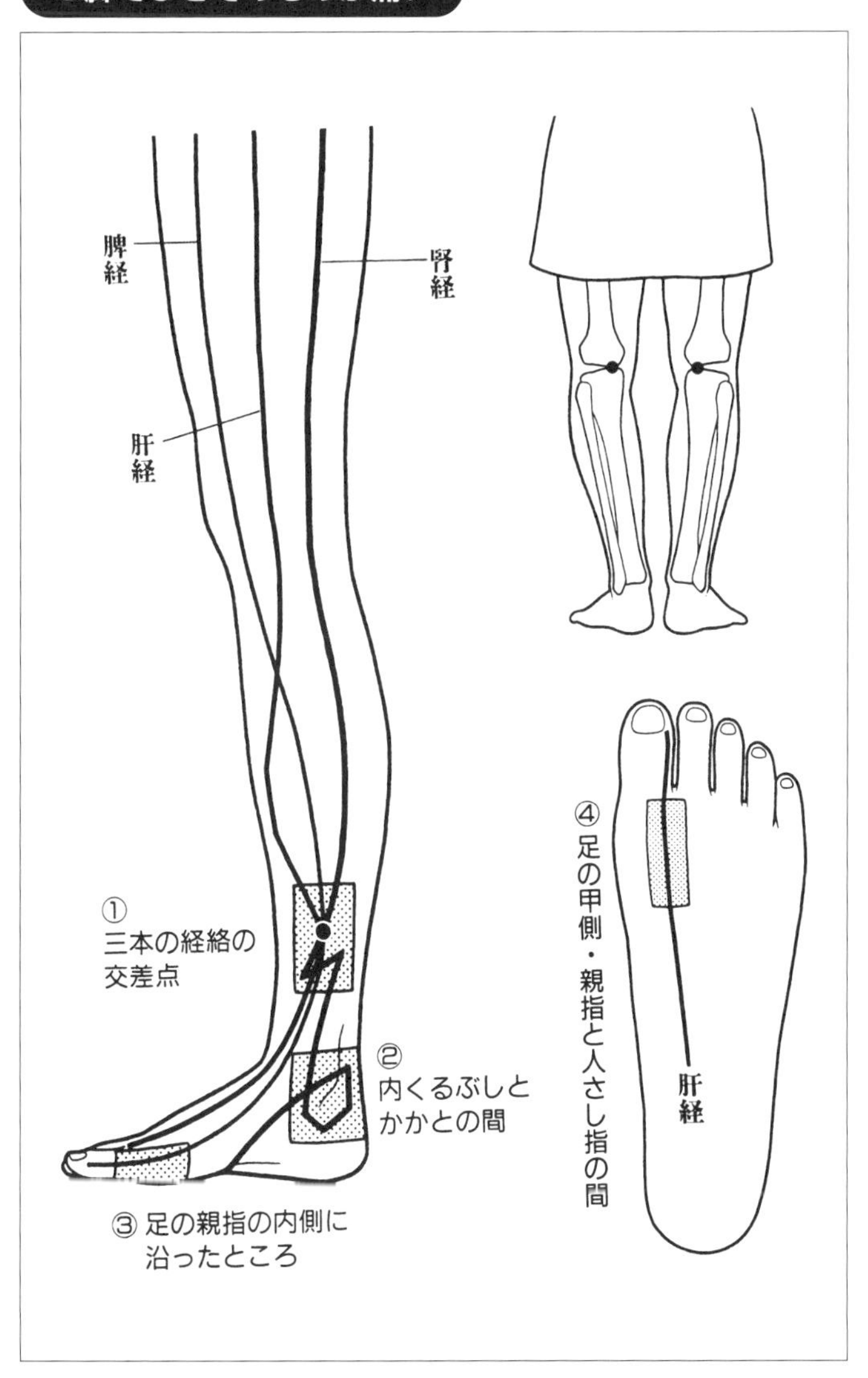

●ひざの真ん中が痛い――食べ過ぎのひざ痛病

いつも胃の調子が悪い、口臭がある、お腹がゴロゴロ鳴る、こんな症状のある人は、ひざの真ん中が痛むことが多いのです。刺激する経絡は胃経です。

①足の人さし指と中指の間を刺激する（胃経）

刺激する部分が狭いので、この場合には指圧かマッサージがよいでしょう。

②ひざ小僧の外側へこみから四横指下（三里のツボ）を刺激する（胃経）

胃経の「三里のツボ」は、すねの骨を上がった、ひざ下のすねの骨の外側にあります。ここをよくマッサージしてください。また、ポンポン肩たたきでたたいてもすっきりします。貼り薬を貼るときは、「三里のツボ」を中心にして貼ってください。

この周辺で、押してみて痛いところがありましたら、そこにも刺激を与えてください。

③ひざ小僧の4〜5センチ上を刺激する（胃経）

胃の調子が悪いのに加えてひざ痛がひどいときは、ひざ小僧の4〜5センチ上にも貼り薬を貼ってください。

ひざの真ん中が痛い

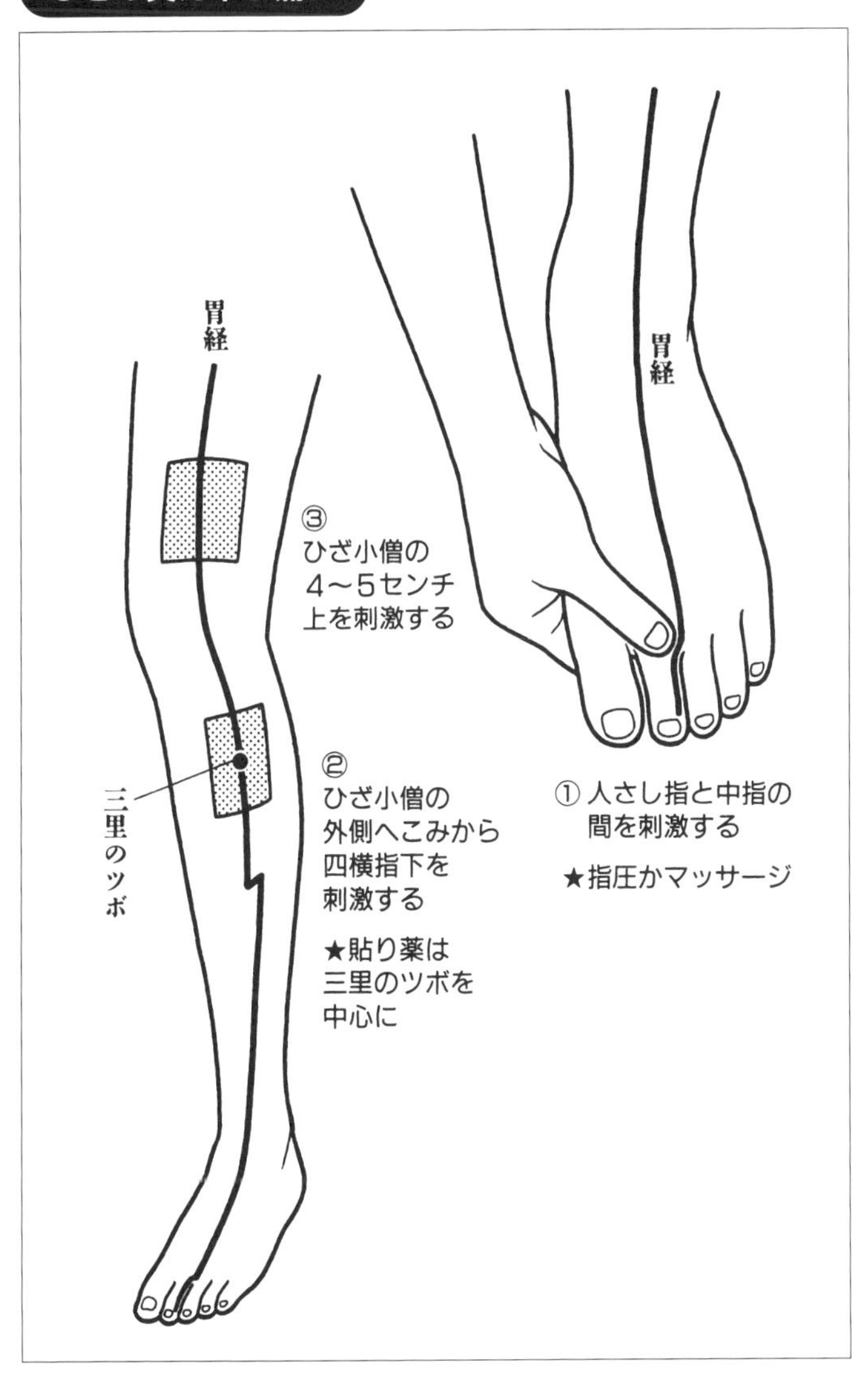

胃経
胃経
③
ひざ小僧の
4～5センチ
上を刺激する
三里のツボ
②
ひざ小僧の
外側へこみから
四横指下を
刺激する
★貼り薬は
三里のツボを
中心に
① 人さし指と中指の
間を刺激する
★指圧かマッサージ

●ひざの外側が痛い――座骨神経痛によって起こる

この痛みについては、ほとんどの場合、ひざの関節そのものが原因で発生することはありません。臀部から下肢にかけて発生するひざの外側の痛みは、座骨神経痛によって起こります。座骨神経は、下肢後側の比較的浅いところに分布しているため、外傷、圧迫、寒冷などで容易におかされやすく、痛みについても激痛からしびれなど症状はさまざまです。

①大腿骨の根元を刺激する（胆経）

ズボンの横の縫い目から肛門の方に真横にずらしたところ、つまり、大腿骨の根元に大きめの貼り薬を一枚貼ってください。胆経の全体をカバーできます。

②すねの骨の周辺（胃経）

むこうずねの骨を足首からひざ下まで押してみて、痛いところを刺激します。

貼り薬を数枚貼る、指圧かマッサージ、遠赤外線ランプ照射、いずれも結構です。

③足の小指と薬指の間、甲側を刺激する（胆経）

貼り薬を貼り、指圧、マッサージをしてください。

ひざの外側が痛い

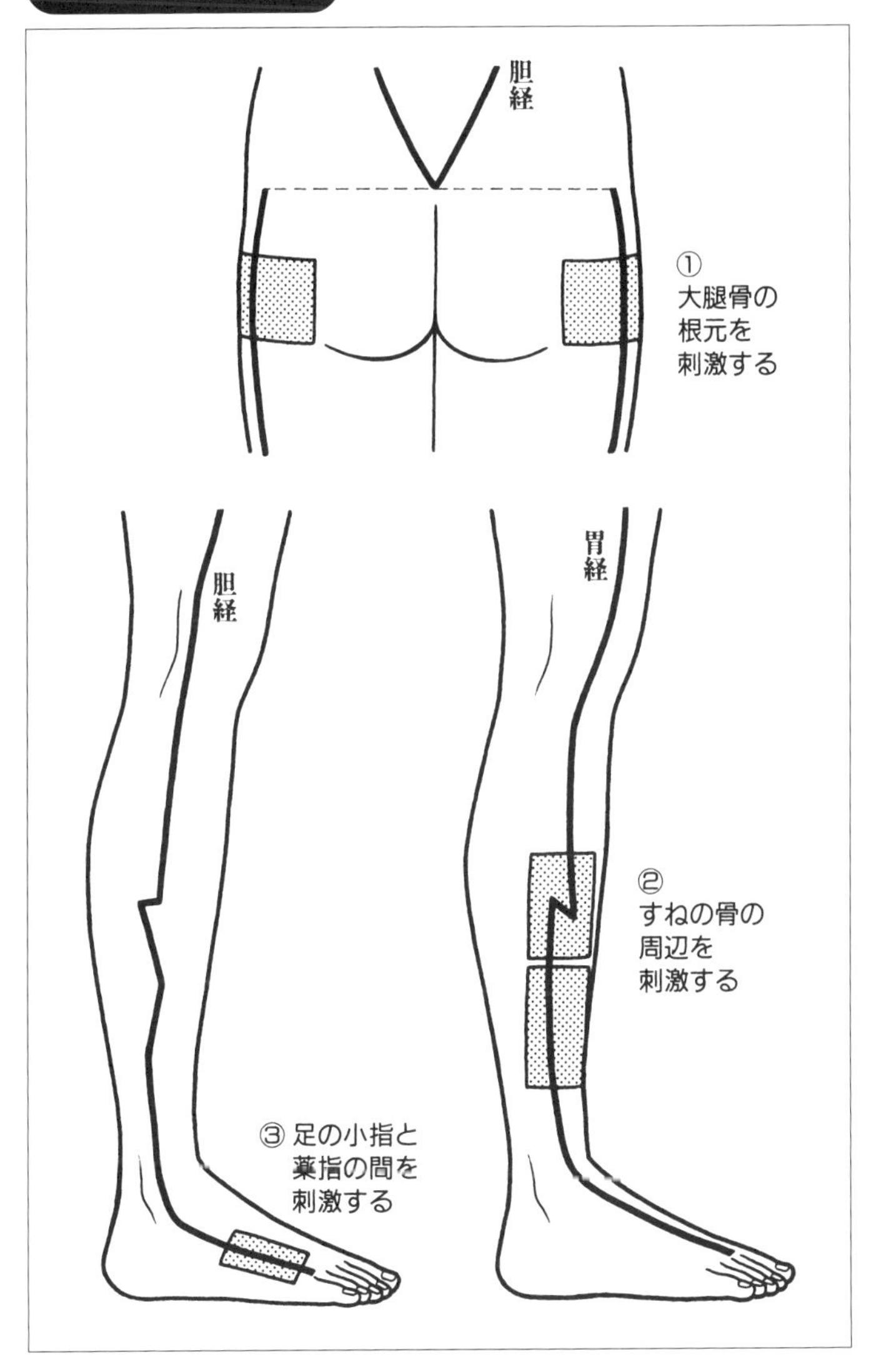

●ひざの裏側が痛い――腰痛をともなうひざ痛

ひざの裏側に痛みを感じたら、腰痛はないか、背中に痛みはないか、首の後ろがこっていないかをチェックします。ほかにも後頭部が痛い、鼻炎や花粉症があるなどの症状をともないながらひざにくることが多いのです。

ひざの裏側の痛みは、腎経、膀胱経、胆経を刺激します。

①内くるぶしとかかとの間を刺激する（腎経）

②外くるぶしとアキレス腱の間を刺激する（膀胱経）

③ふくらはぎの真後ろを刺激する（膀胱経）

アキレス腱からふくらはぎを上方に押していき、痛みの強いところを刺激します。

④腰・背中・首を刺激する（膀胱経）

これらの部位にも痛みを感じたら、中心線を引き左右に貼り薬二枚ずつ貼ってください。

⑤足の小指のつけ根、外側を刺激する（膀胱経）

⑥足の小指と薬指の間を刺激する（胆経）

ひざの裏側が痛い

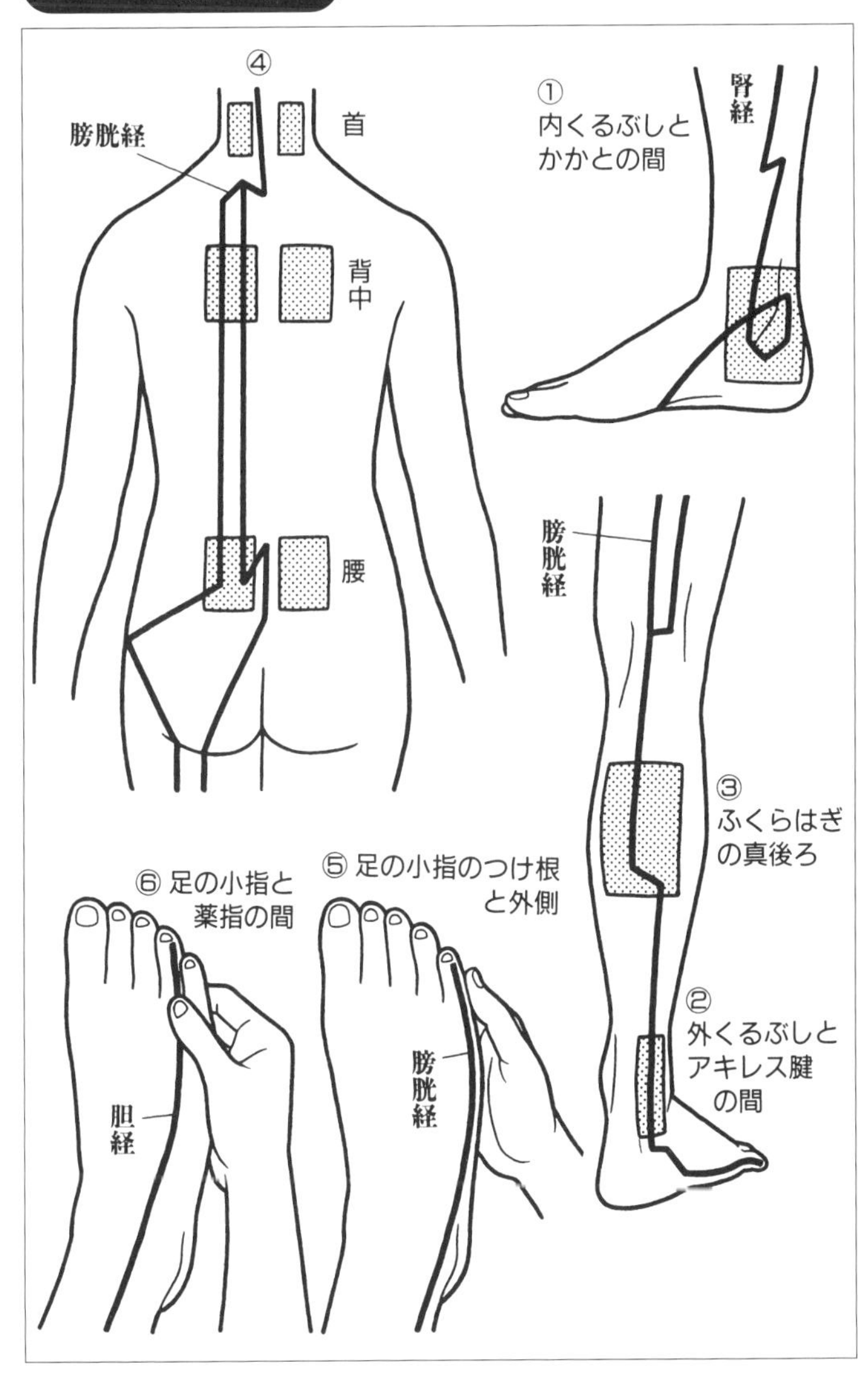
④
膀胱経
首
背中
腰
①
内くるぶしと
かかとの間
腎経
膀胱経
③
ふくらはぎ
の真後ろ
②
外くるぶしと
アキレス腱
の間
⑥ 足の小指と
薬指の間
胆経
⑤ 足の小指のつけ根
と外側
膀胱経

●ひざが腫れる痛み——水分代謝を整える腎経に注目

肌のきめが細かくて、色白で、ぽちゃぽちゃで、夏になるとたくさん汗をかく人、それも冷や汗のような冷たい汗をかくような人は、たいてい水ぶとり体質です。

このタイプは、水分代謝が悪く、ひざに炎症を起こしやすくてすぐに腫れるといった傾向があります。

治療法の第一は、利尿効果のあるお茶、コーヒー、紅茶、少量のアルコールなどをとって、水分を排出すること。まず、水分のコントロールからです。

また、ひざが痛くなると腫れる人には、咳や痰が出やすい、喘息がある、むくみやすい、顔色がすぐれないといった症状がみられます。

①内くるぶしから四横指目を中心に刺激する（腎・脾・肝三経の交差点）

貼り薬を貼りながら、マッサージや指圧を補助的に行ってください。

②内くるぶしとかかとの間を刺激する（腎経）

ひざが腫れる痛み

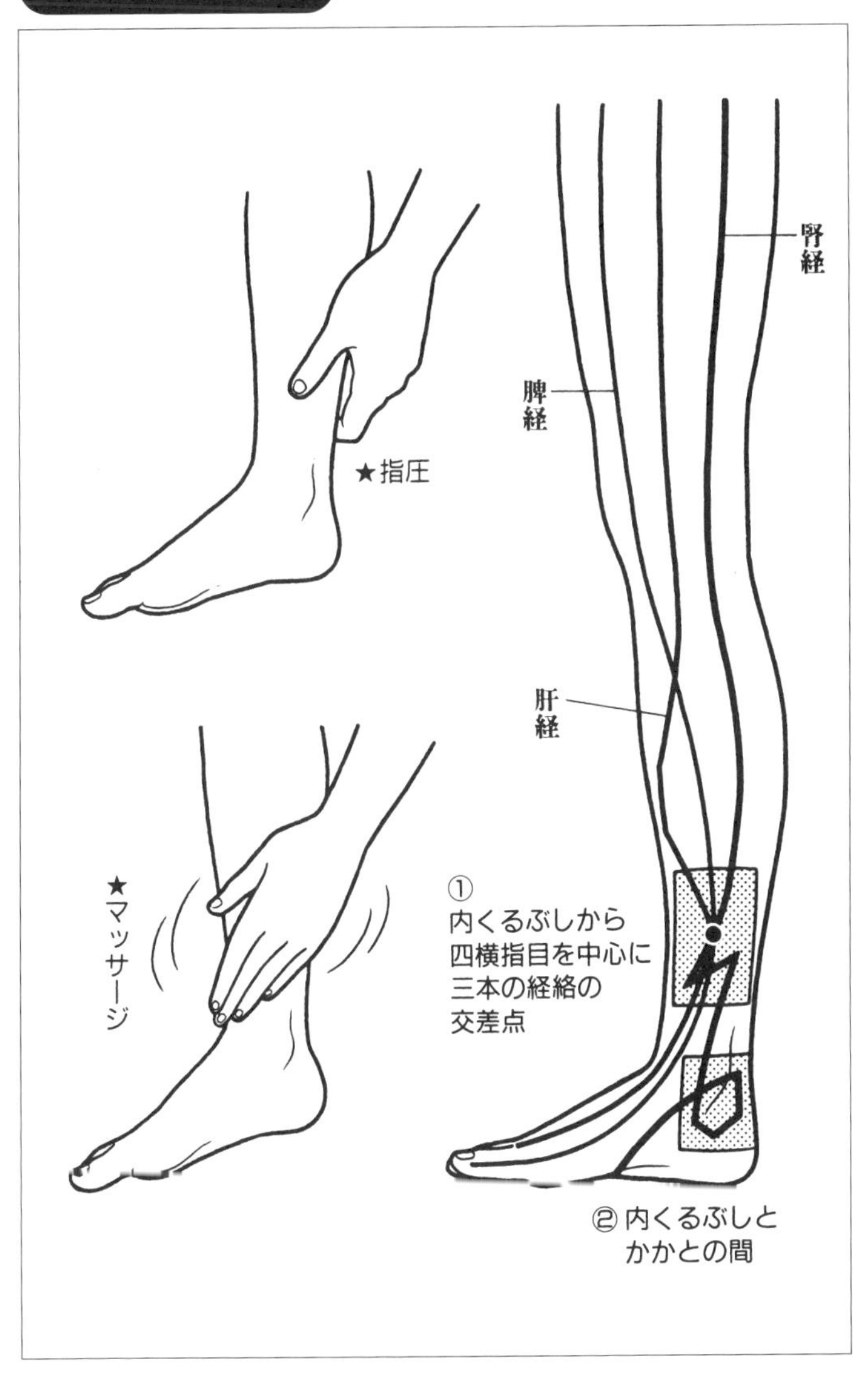

★指圧
★マッサージ
腎経
脾経
肝経
①
内くるぶしから
四横指目を中心に
三本の経絡の
交差点
② 内くるぶしと
かかとの間

●自律神経失調症の痛み――女性専科「三陰交」がカギ

脾経には女性専科のツボ「三陰交」があり、その部分は腎経、脾経、肝経三つの経絡の交差点となっています。まず、そこの刺激からはじめましょう。イライラする、動悸がする、呼吸が苦しい、神経質である、他人のアラばかりが目につく、こんな症状も同時に改善されます。

また、日本女性の専売特許である冷え性には、自律神経とホルモン系の異常がかかわっています。脾経を刺激することによって、冷え性も改善され、自律神経失調症が疑われるひざ痛病から解放されます。

①足の内くるぶしから四横指目を中心に刺激する（腎・脾・肝経三経の交差点）

貼り薬でしたら、内くるぶしから内側の関節にかけて、四横指目を中心に縦長に貼ってください。マッサージをする、指圧をする、遠赤外線ランプを当てるなど、いずれも効果がありますが、ご自分にとって、いちばんやりやすい、気分がよくなる、効果的であると感じとれる方法を見つけるとよいでしょう。

自律神経失調症の痛み

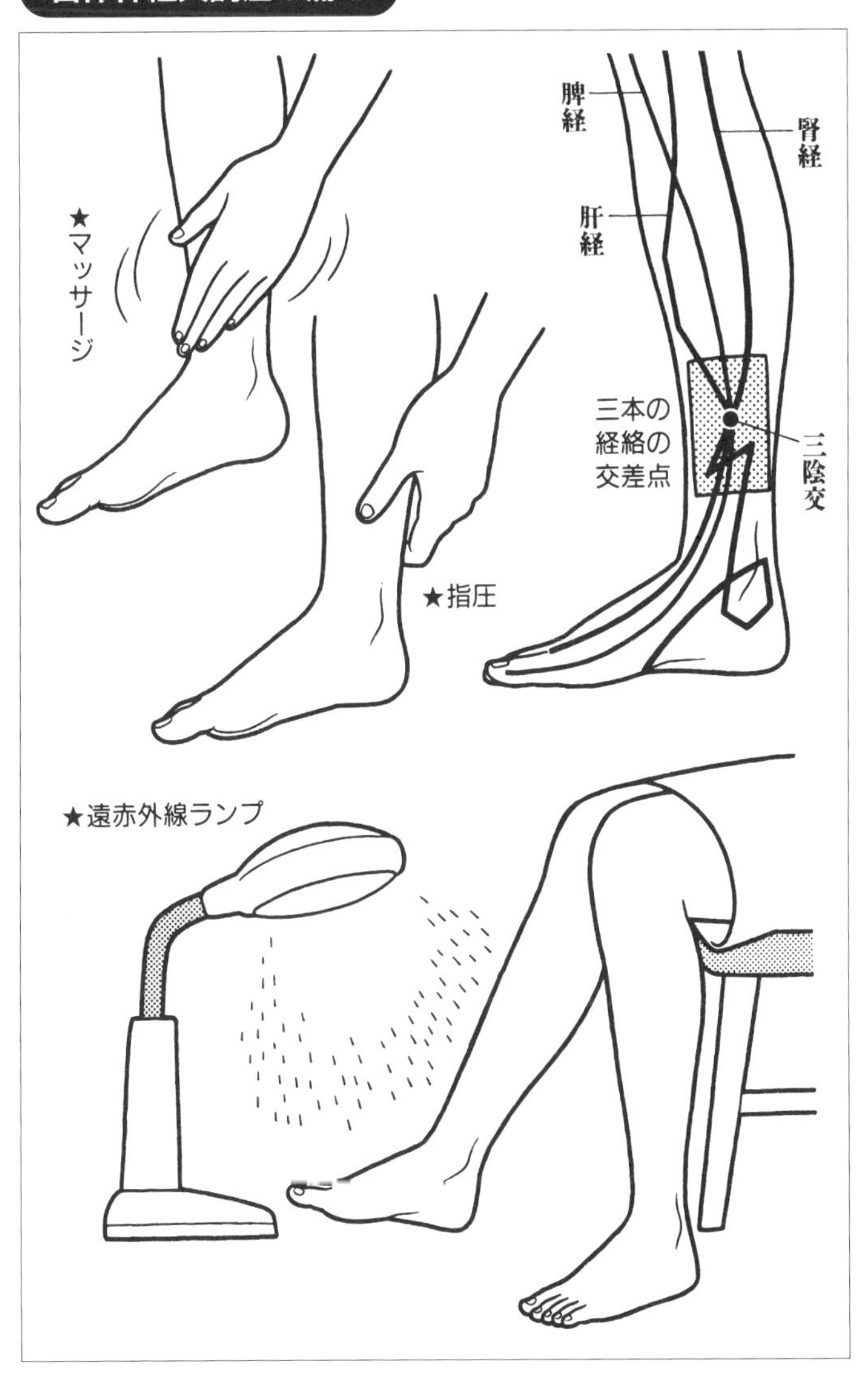

●急場の痛み――ひざの内側の刺激で予防

ひざ痛のとき、いちばん困るのは階段です。階段の上り下りがたいへんつらい。そのような人は外出前はもちろん、階段の上り下りをする前にしてください。

①ひざのすぐ上の内側に貼り薬を貼る（胃経・脾経）

おでかけ前にひざの内側に貼り薬を貼ってください。内側であれば、それほど目立ちません。最近では無臭のものも出回っていますから、それをご利用なさるとよいでしょう。

②ひざ上の内側をたたく（胃経・脾経）

階段を上る前に、ひざの内側を広い範囲にわたって、よくたたくかマッサージしてください。

座るところがあれば腰をかけて、座るところがなければ立ったまま、スカートの上からでもたたいたりマッサージします。この準備運動をしたあとなら、階段も一気に上れます。

急場の痛み

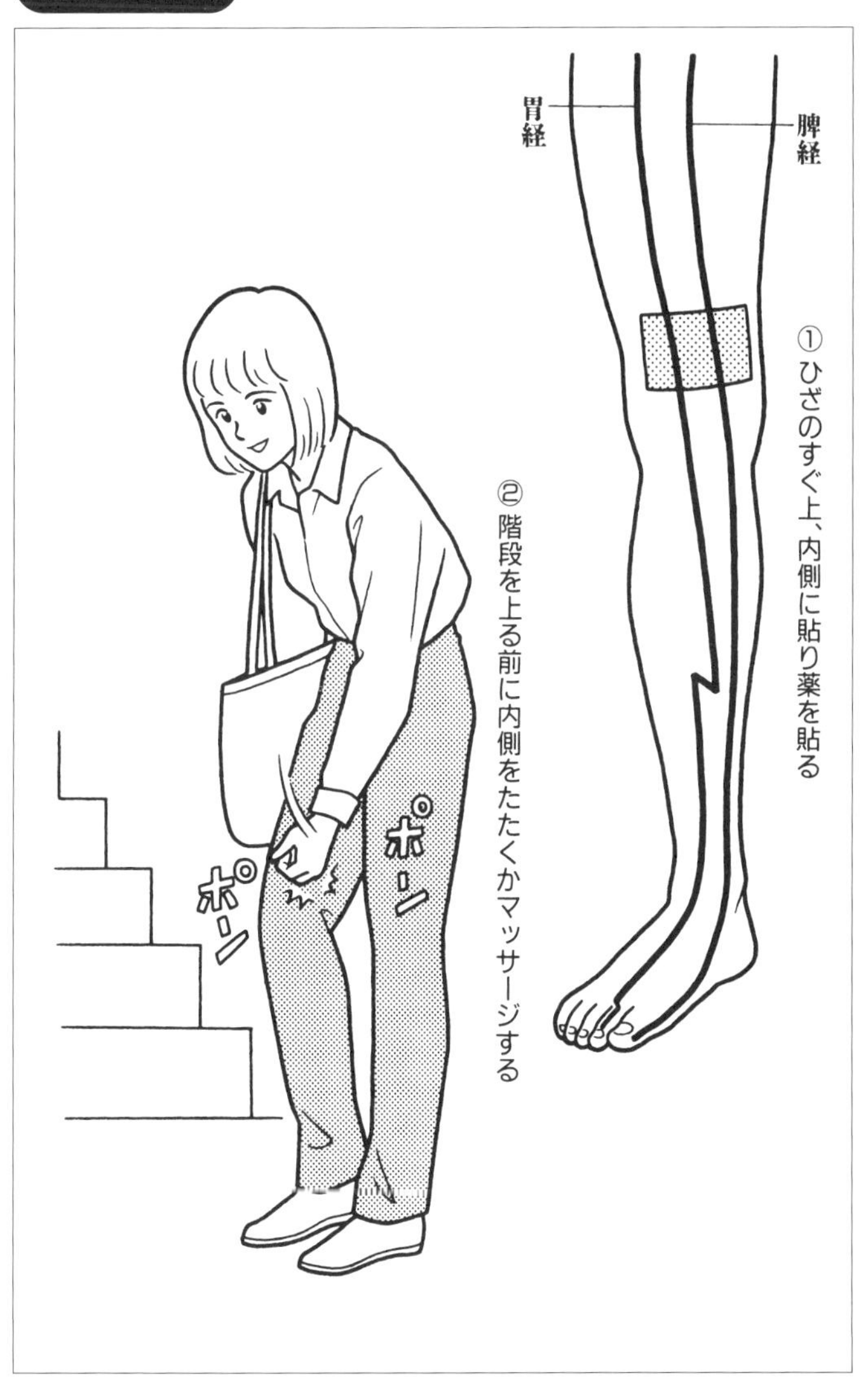

●長歩きの痛み――歩く前、歩いた後にこの方法

★出発前に予防する

長歩きをしたあと、ひざ痛や腰痛でお困りの方は、歩く前に次の部位に合計六枚貼り薬を貼ってからお出かけください。

①お尻の下の腿の中央に貼る（左右に一枚ずつ）
②お尻のえくぼに貼る（左右に一枚ずつ）
③腰に貼る（左右に一枚ずつ）

★長歩きした後の痛み

長歩きをしたあとはどうでしょう。これはもう一も二もなくお風呂です。

①お風呂にゆっくりと入る

ぬるめのお風呂にゆっくりお入りになれば痛みはかなり楽になります。

長歩きの痛み

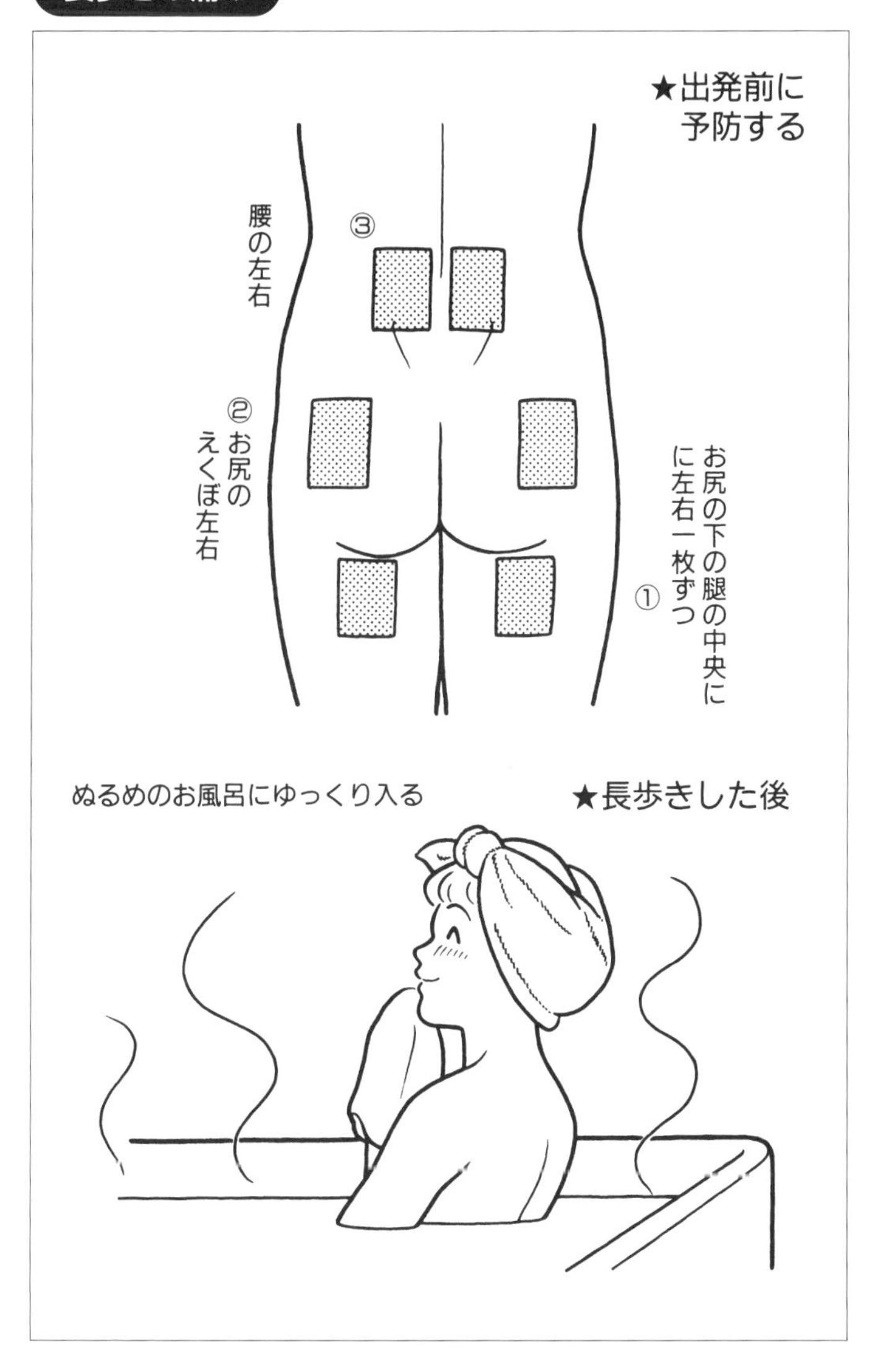
★出発前に予防する
①お尻の下の腿の中央に左右一枚ずつ
②お尻のえくぼ左右
③腰の左右
★長歩きした後
ぬるめのお風呂にゆっくり入る

②お風呂からでた後の安静がカギ

お風呂はたしかにひざの痛みには有効ですが、入浴中はひざの痛みがなくて気持ちがよくても、でるとまた痛みが起こるという声を聞きます。

そのような患者さんたちに聞いてみたところ、問題点を発見。

それはお風呂からでたあとの安静が足りないことでした。ひざや腰の血液循環がよくなって老廃物がどんどんとれた、筋肉も柔らかくなった、お湯の浮力で痛みも感じなくなった、きっと治ったのかもしれないと歩き回っているうちにまた、痛みがやってきてしまう。

主な原因は湯冷めです。湯冷めをすると急速に皮膚温度が落ちて、血液の循環が悪くなり、またもとの木阿弥になってしまいます。

お風呂からでたら保温と安静。いわゆる入り寝です。これをぜひ守ってください。

第7章

日常生活で痛みを取る方法

●まず、ゆっくりやせることから

いまさら申し上げるまでもなく、二本のひざ関節の上に重いものが乗っかると、どうしてもひざに炎症が起きやすくなってしまいます。

人間は通常、二本の足で体重を支えていますが、そのこと自体に無理があるのかもしれません。

無理だとするならば、二本の足にたいする荷重を減らすことが先決。それにはやせることです。

では、一足飛びにやせればよいのか。これは好ましくありません。急激にやせてみたところで、弱ったひざが回復するわけではありません。無理なダイエットをすればむしろ骨がもろくなってしまいます。

少しずつやせることによって、筋肉が徐々に強くなっていく方がよく、とにかくゆっくりと体重を減らすことをお考えください。ゆっくりやせるイコール健康やせにつながります。あせらずに、じっくりやりましょう。

●毎日十分間、歩くことからはじめよう

歩くこともたしかにひざの筋肉の強化には役立ちます。ただし、歩きすぎは要注意です。では、歩きすぎはどこで見分けるのでしょう？　まず、痛みがでてきたらこれは駄目。痛みがでるのは、ひざにとって「これ以上の運動は耐えられないよ」という危険信号なのです。痛みがでたらすぐに、その場で一休みし、ひざが回復してから帰途につくこと。歩きをつづけていると、どれくらいの距離を歩けば痛みが発生するか、また時間はどれくらいで痛みがくるかがわかってきます。痛くなる一歩前でやめておくのが目安になります。たとえば十分歩いて痛くなったとしたら、九分で止めること。それを毎日続けていれば、すぐに九分が十分になり、だんだん歩く時間が増えてきます。

歩く運動量を決めるのにはいろいろな説があります。歩くことによって健康をつくるには、最低三十分といわれています。とはいっても決まったものではありません。まず十分から始めて、時間を伸ばしていくようにする。時間より、毎日確実に行うことの方が大切です。

●ももの前面の筋肉を鍛える

もも前面の筋肉を鍛えることをしてください。運動は継続です。継続することで、あれほど痛かったひざが何となく軽くなった、薄紙をはぐようによくなった、痛くなくなったと段階的に改善されます。一気によくなろうとせず、じっくりと取り組んでください。

椅子に腰をかけて行います。袋かストッキングでも結構です。砂かお米を五百グラム〜千グラム入れて口をしばり、足首にぶらさげます。

重しのついた足を床に水平に真っすぐ伸ばします。①上げて伸ばす、②そのまま止める、③下ろす、の上下運動を三十回行います。この運動のポイントは②のそのまま一時停止する、ところにあります。慣れてきましたら、一時停止の時間をのばしてください。

これは骨に頼らないで、大腿四頭筋で体重を支えるための運動です。体重を支える筋肉を強化すれば、ひざへの負担は軽くなります。その結果として、ひざ痛はなくなるという論理です。三十回は無理という方は、もちろん回数を少なくしてもかまいません。徐々に増やしながらやってみましょう。あまり無理をしないで楽しく続けるのが基本です。

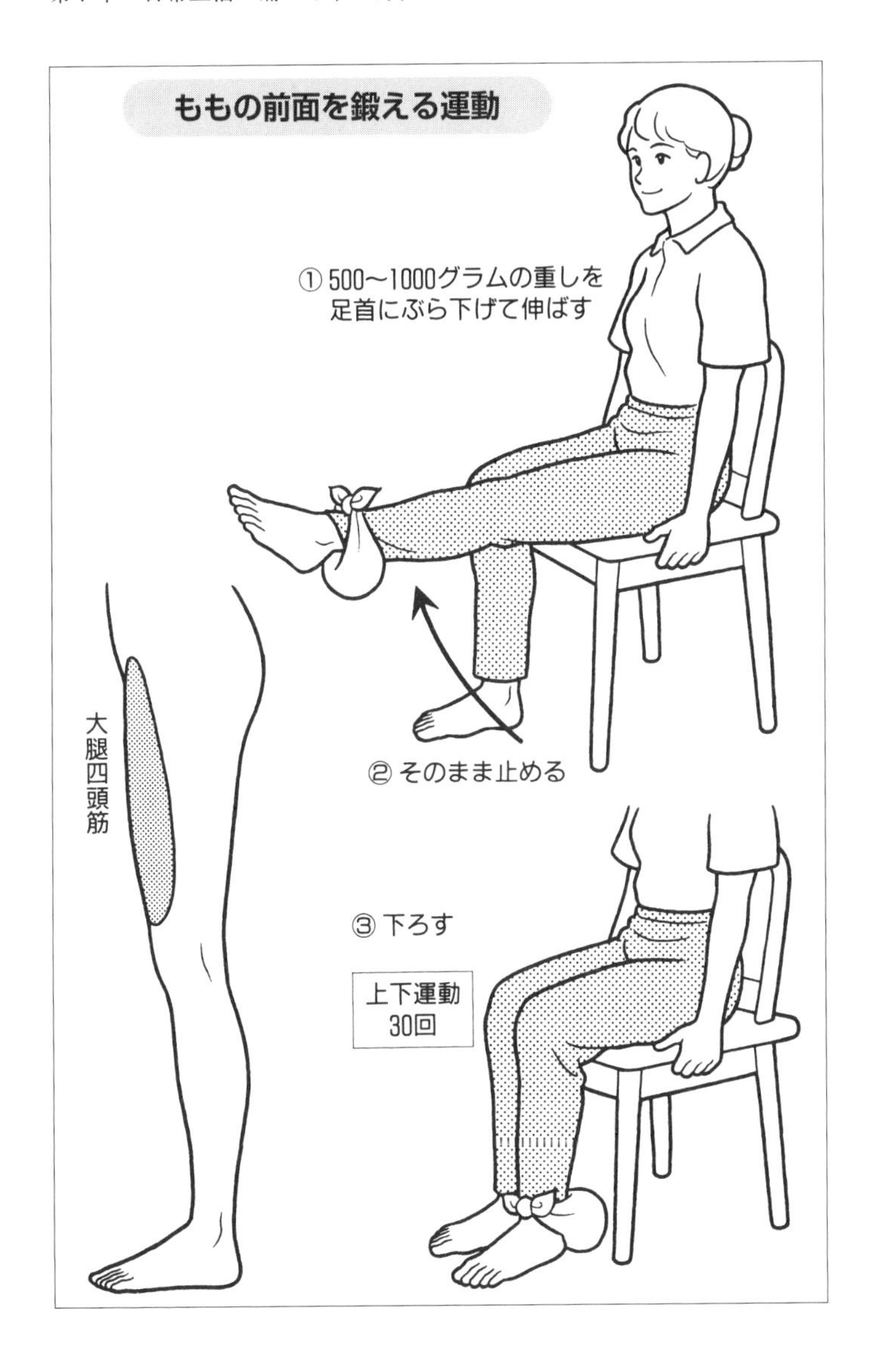
ももの前面を鍛える運動
① 500〜1000グラムの重しを
足首にぶら下げて伸ばす
② そのまま止める
③ 下ろす
上下運動
30回
大腿四頭筋

●大地をつかんで歩く

北海道や東北の雪の多い土地で暮らす人と東京の人では、歩き方が違うといわれています。北海道や東北の人は、靴のなかで大地をつかみながら歩くといいます。東京の人は大地をつかんで歩かない。だから、雪が降ると転倒が多くなるという説があります。

これはそのまま家のなかでの歩行にも通じることで、家のなかで転ばないためには、床をつかんで歩くことです。そのためにはスリッパなど履かず、できれば素足がよろしい。

素足で歩くのは冷たくてつらいならば、靴下を履いても結構ですから、足の親指で床をぎゅっとつかんで歩くコツを覚えてください。このコツさえ覚えれば、転倒はかなり防げるはずです。

その訓練法として、足の指を広げたり、にぎったりして、足でジャンケンをしてみましょう。足でグー、チョキ、パーの練習です。それによって足の指が広がり動きがよくなると、接地面積も広くなります。その結果、大地にぐっと力がかかり、転倒率が減ってくるというわけです。

●オシャレな杖を上手に使おう

日本のお年寄りの杖を見ていますと、機能と丈夫さだけでいかにも不細工ですね。ヨーロッパの杖にはかなり華奢でしゃれたものが多く、ファッション感覚が感じられます。杖の命はヘッドです。ヨーロッパ・スタイルのものは、ヘッドが曲がっていません。昔の王様の杓のように握って使うようになってます。でも機能的に考えると、直角に曲がっていたほうが持ちやすいようです。そこに金細工をほどこせとはいいませんが、持ちやすくて、体重をかけやすくて、しかもおしゃれっぽいのが欲しいですね。

最近では木工屋さんがしゃれた杖をつくっています。気に入った杖をよくお探しになるといいでしょう。そろそろ杖が必要かな、ひざ痛かな、と思われる四十歳くらいから、オシャレな杖を探しておくくらいの気配りがほしいですね。

杖を使うと両足と三点で支えることになり、そこに平面ができますので、かなり接地面積が広がり、楽になります。杖は使ったほうがいいのか、それとも使わないほうがいいのかですが、軽いときには杖なしで颯爽（さっそう）と歩く練習をした方がいい。でも、痛みがでてきたら無理をせず、杖を使ったほうが治りが早いといわれています。

次に杖の高さも問題になります。杖の高さは、腰ベルトあたりに合わせてください。そうすればひじに余裕が出ますから、つく力が強くなります。これは低すぎても高すぎても効果がありません。腰あたりにステッキのいちばん上がくる。それが適度な高さでしょう。

素材については、軽くて丈夫が原則です。

杖はあくまでも治療器具ですから、いつかは要らなくなると考えるべきで、なりふりかまわずすがりつくのは杖の本来の姿ではありません。早期に使ってできるだけ早く治す、治ったらまた、できるだけ早く杖にさよならできるように心掛けましょう。

また、杖を使うまでに至らない間でも、背骨が曲がってきたな、と気になったらいい方法があります。両手に荷物を等分にもって、それをスラックスの縫い目よりちょっと後ろぎみにして歩くようにします。胸がそって、姿勢がだんだんよくなってきます。

また、ディーバッグ（リュック）に一～二キロの重りを入れて毎日一時間歩くと、まるい背中がのびてくる報告例がありますから、それもお試しになってみてください。

●階段の手すりを使うコツ

階段では手すりを利用しましょう。

手すりを使っているお年寄りを見ていると、手すりに手を添えているだけに見えます。これでは駄目です。

ただつかまっているだけでは、何の意味もありません。姿がブザマになるだけです。どうせつかまるなら機能的に、ひざを助けるために使っていただきたいのです。

手すりにつかまったら、ギュッと上半身を引き上げる腕の力が必要です。手すりは倒れるのを防止するのではなくて、ひざの負担を少なくするために使うのです。

手すりを持ったら体を引き寄せる、降りるときは体を支える。

それが手すりを使うときのコツです。杖の代わりに重心をかけることをお考えになってください。

よくデパートなどで、右側だけにしか手すりがなく、上るときはいいけれど下りるときに困るような階段があります。

そんなときは壁に手をつくだけでもひざは楽になります。

また、階段を交互に足を使って下りられるときはいいのですが、一段一段両足をそろえてしか下りられない方もあるでしょう。

もちろん、階段を使わないでエレベーターやエスカレーターを使われたほうがいいのですが、痛みを我慢しながら足を交互に使って下りるよりも、格好が悪くても一段一段両足で下りる方がひざに負担がかかりません。

せめて踊り場のところで一休みして、ひざの内側（人によっては外側）を軽くマッサージしてやるくらいの余裕をもちましょう。

少なくとも階段を下りるときくらいの痛みは消せます。

またご家庭で、玄関や勝手口など段差があって苦労していませんか。

そんな場合に、次ページの図にあるような、簡単に取り付けられて便利な手すりとステップを見つけました。ネジで固定するだけです。毎日のことですので、無理をせず楽に動ける方法を考えてみましょう。

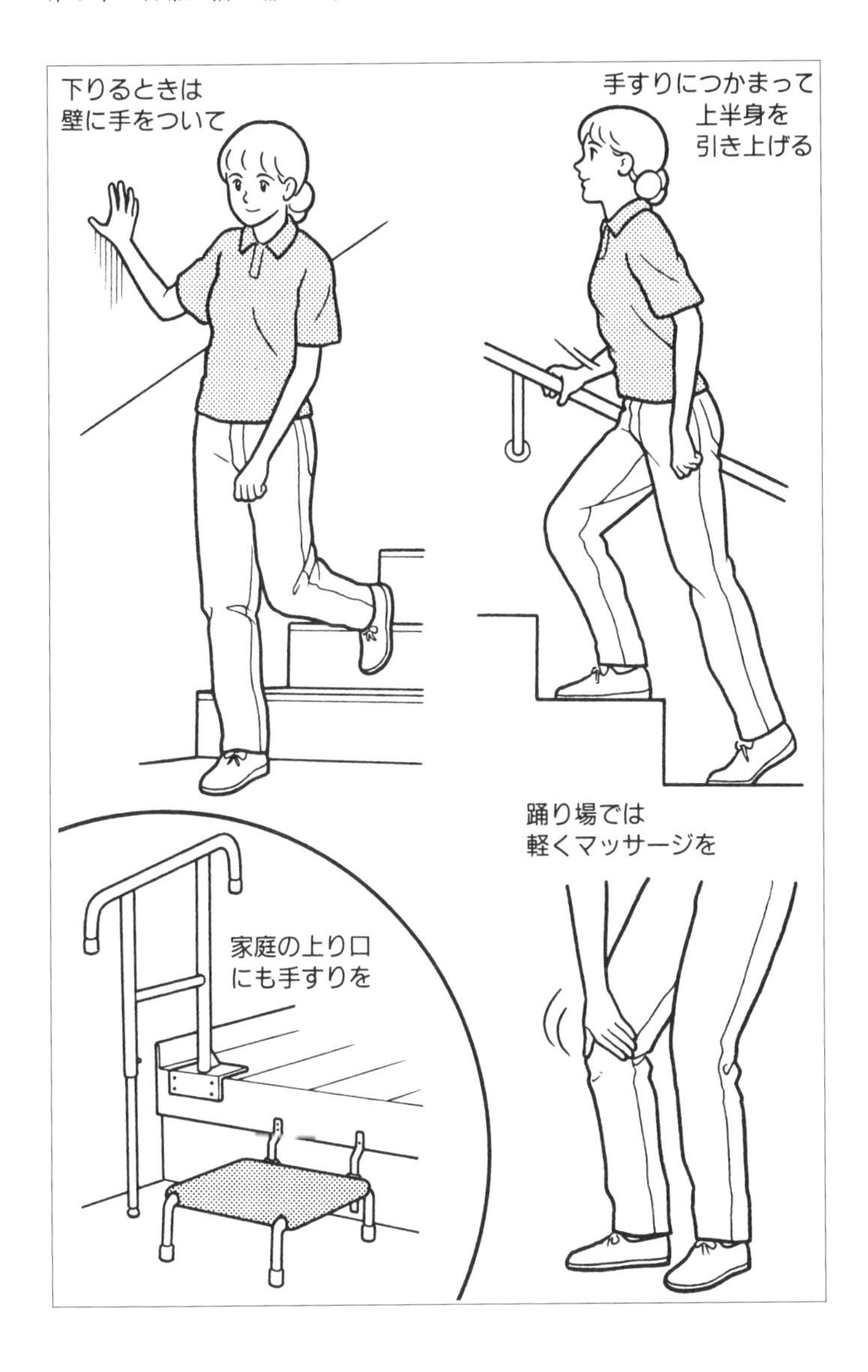
下りるときは
壁に手をついて
手すりにつかまって
上半身を
引き上げる
踊り場では
軽くマッサージを
家庭の上り口
にも手すりを

●衣類はできるだけ軽くするとラク

お年寄りの服の特徴は重ね着。春になったといっても八枚くらい着ている人はザラ。上下四枚ずつ、何だかんだで重量にすると二〜三キロも身につけています。これが冬場になると最低五キロ、ひどいと一〇キロ近い人もいるのですから驚き。五キロの体重を減らすにはどれだけの努力がいるでしょうか。

衣類を軽くすれば痩せる必要はないといえるほどです。夏はともかく、冬は薄手で温かいものを選んでください。今はいい素材のものがたくさん出ていますから、そういうものをうまく活用することがひざ痛予防になります。重ね着というのは思っているほど温かくはないのですから。

重ね着をしますと歩幅が狭くなることをご存じですか。歩幅が狭くなると、垂直に力がかかり、それだけ関節を刺激します。ところが歩幅が大きくなると足にかかる衝撃が減りますね。同じ距離を歩いても、歩幅が狭いとそれだけ足踏みするわけですから、衝撃の回数も違ってきます。すると大股のほうがラクなのです。

冬、関節が痛くなり、夏、楽になるというのが原則になっています。というのは気温が上がるからというのもありますが、衣服の重さも非常に関係があります。とくに冬の寒い季節には、衣服の重さをできるだけ減らしてください。

●脱ぎ着のときは安定のよい姿勢で

お年寄りにとっていちばん危険なのは、スラックスを脱いだり、はいたりするとき。片足になったときに転んで骨折する方が少なくありません。どんなに格好がよくなくても、スラックスを脱いだりはいたりするときには、かならずお尻かどこか体の一部を壁で支えるか、また床に腰を下ろす配慮をしてください。

保温は長寿の原則。長寿人口が沖縄や東京の西南に多いことからも、わかるはずです。では、寒い地方に住んでいる方はどうすればよいのでしょう。室内の保温を完備することです。低温にして厚着をするよりも、高温にして薄着をするほうが、健康を考えるならば、はるかによろしいといえます。とくにお年寄りの場合は、室内の温度を上げて薄着で生活。これが長生きの秘けつだといっても過言ではありません。

●靴はかかとの軟らかいものを

ひざ、腰痛の予防や治療に靴はかなり重要な位置を占めます。もっとも悪いのはかかとの堅い靴です。かかとの堅い靴はステップショックといって、ショックが新幹線の二倍の速度で足を伝わって脳を刺激します。これは平均ですから初速、つまりポンと足をついたときは、もっと速いスピードでひざを直撃します。靴は、高い低いを論ずる前に、かかとが軟らかいものを選ぶこと。ステップショックのないものを選んでください。

かかとがゴムならばなんでもステップショックが少ないかというとそんなことはありません。ある程度厚さがないといけません。

年齢がいくにしたがって、堅い靴で長歩きをすると、頭痛がしてきます。次にひざが痛くなります。よくＯＬなどが靴をコツコツとならしながら歩いていますが、あれは若いからできるのです。

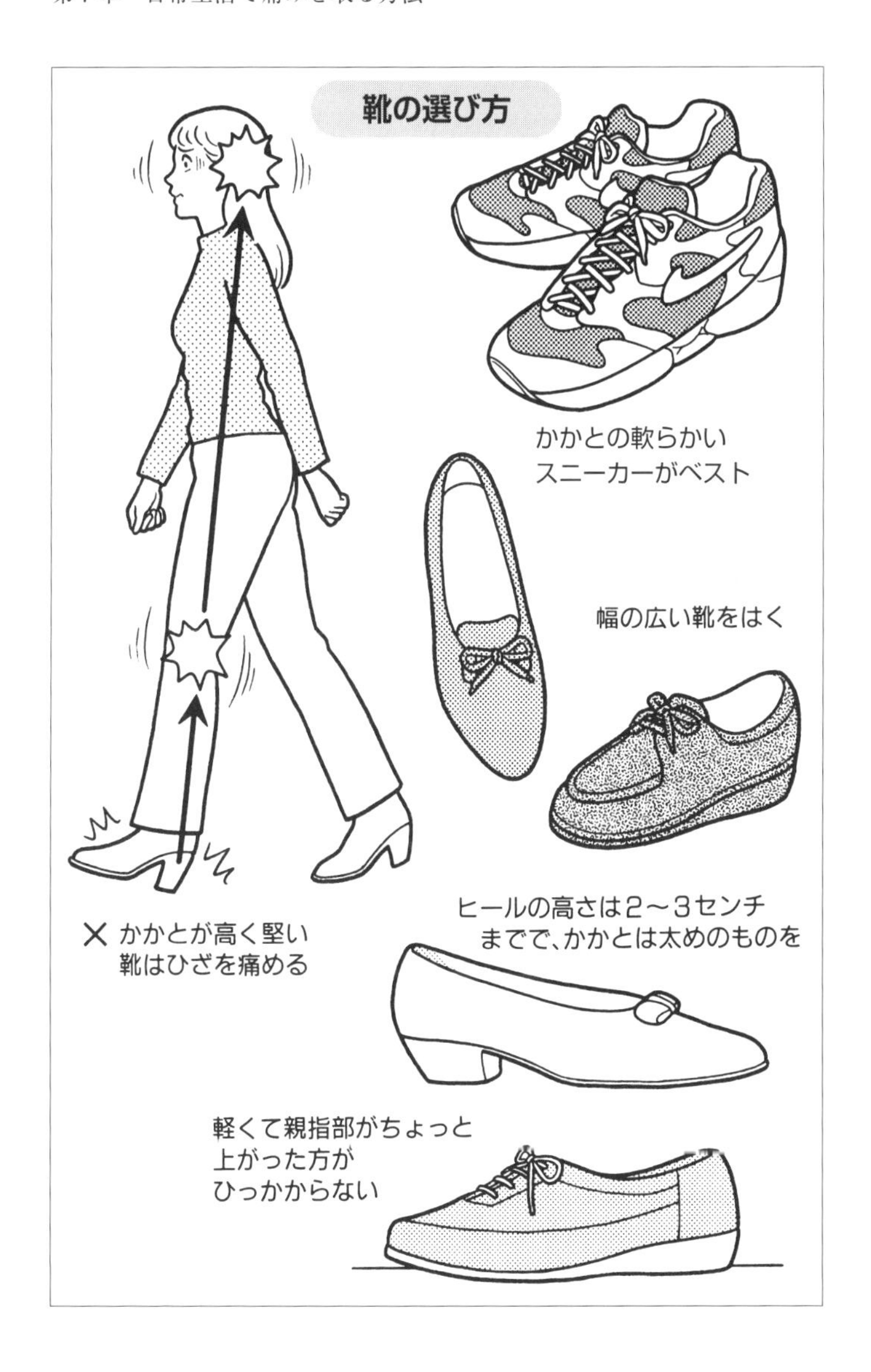
靴の選び方
かかとの軟らかい
スニーカーがベスト
幅の広い靴をはく
ヒールの高さは2～3センチ
までで、かかとは太めのものを
× かかとが高く堅い
靴はひざを痛める
軽くて親指部がちょっと
上がった方が
ひっかからない

●幅広で軽くて楽な靴がいちばん

靴の幅については、広いほうがいい。

なぜかというと、狭くて足が痛むとそれを予防するために体をねじって重心を変えてしまい、ひざを通る重心線が変わってしまうからです。

ひざを守るためには、あくまでも足に楽な靴を履いてください。

靴を買う際には、十分に試し履きして確かめてください。

まず、ひざにコンコンコンとステップショックがあってひびく靴はどんなにスタイルがよくても買ってはいけません。

次にヒールの高さ。

ヒールの高さはせいぜい二〜三センチが限度でしょう。ヒールの高い靴は、ふくらはぎの筋肉を緊張させ、ひざの裏を痛めます。足首が伸びきりますと、ひざの外側、内側も痛くなります。

また、ヒールの低い靴でも、かかとは必ず太目で、しかもクッションのいい靴がのぞましい。かかとにゴムをつけるなどすれば、ステップショックを避けることができます。

できればウォーキングシューズのような軽いものを選びたいですね。

男性の方は、よく靴を買うときに、手で持って重さを量っていますが、女性の方で重さを量っているのは見たことがありません。

履けるか、履けないか？　せいぜい値段をみて終わりでは駄目です。

靴の軽さ、重さはひざ痛に非常に関係があることをお忘れなく。

重いものは絶対に避けて、底が「老人靴」になっているものがいいのです。足は円を描くように動きますから、その円に沿った底がいいという説があります。親指がちょっと上がったほうが、引っかかりが少ないのです。この円に沿って親指とかかとがちょっと上がった靴も研究・開発されています。

日本では靴文化がまだ浅く、靴を治療器具の一部と考えるところまで至っていないようです。

ひざ痛をカバーできる靴の開発がまだまだ遅れている現在、求める靴を探すのは困難かもしれませんが、とりあえずは軽い靴をお選びになることがいちばんです。

●サポーターを選ぶときの注意点

関節用サポーターのほとんどは、急性期を除いては、保温と安静が目的です。サポーターを一枚着けることによって保温になります。また、動きにくくなることにより安静が保てます。

なかには、くたくたに伸びきって、すぐ落ちてしまうようなサポーターをしている人がいますが、これはまったくの無意味です。せいぜい保温くらいでしかありません。

締めつけたら血液の循環が悪くなるのではとご心配ですか？　そんなことはないのです。水道のホースを考えてみてください。そのままだとダラダラと水がこぼれていても、軽く締めるとピューッと水の出がよくなります。つまり、軽く締めると血液の循環がかえってよくなるのです。

お若い方はご存じないかもしれませんが、昔、日本の兵隊さんがゲートルを巻いていました。

あれは、締めつけることによって血液の循環がよくなり、足の疲労が少なくなるという目的があったのです。もちろん、弾が当たったときの保護のためもありましたが、軽く締めたほうが、長歩きをするときに疲れが少ないという意味もあったのです。

いまでも静脈瘤などのときに、ちょっと締めつける靴下を履きますね。あれは締めつけることによって血液の循環をよくするためのものなのです。そういう意味からも、ちょっときつめのサポーターをしましょう。

ところできつめとはどこで判断するのでしょう。

着けてみて、二～三時間したら足がむくんできたというのではきつすぎます。そのときは、本でも何でも中にはさんで、少し伸ばしてください。

気持ちよく固定されて、ある程度動くときにちょっと抵抗があるなと感じ、しかも足の甲が腫れないものがオススメです。

お買い求めになって、一日か二日着けてみて、ちょっときついという場合は短時間でとっていただいて結構です。

そのうちだんだん長くしていけばよいのですから。

●食べ物より、お茶の効果

関節痛には、食べ物の影響は少ないと考えられます。痛風などではタンパク質がいけないといった禁止条項もありますが、ひざの場合はあれが良い、あれが悪いというものはほとんどありません。

たとえば、ホウレンソウのシュウ酸が効くといわれていますが、ポパイのようにシュウ酸がたまるほど食べる人もいませんし、生でバリバリ食べる人はほとんどいないでしょう。だから食べ物でひざを治そう、というのは無理に近いのです。

唯一、口に入るものでひざに効果があるのは、利尿作用のあるものです。ただし、ウーロン茶はあまり利尿作用はありません。選ぶとしたらコーヒー、紅茶、緑茶などでしょう。そういえば、最近、「お茶飲み友達」というのは少なくなりましたね。このごろのお年寄りはお茶を飲みません。

お茶を飲む習慣というのはとてもよく、腫れたひざにも有効ですから、ぜひとも「お茶飲み友達」をつくって、一緒に飲んでください。

●お風呂の入り方

ひざが痛い、腰が痛いと温泉に入る方、これは大変結構ですが、お風呂に入るにはひとつコツがあります。

赤く腫れて熱をもっている間はお風呂に入るのは禁止してください。むしろ、このような症状は冷やさなければなりません。腫れていても、熱もない、痛まないのであれば入浴してもかまいません。

次はお風呂の温度です。

何度がいいかというと、体温くらいがいちばん効果が上がります。とはいっても、体温くらいのお湯でしたら、かなり長時間入っていただかないといけません。

医学的には約三十分を長時間入浴といいます。低温で三十分を目安にしてください。

お風呂に入るのも一種のストレスで、これはひとつのショック療法です。ショックといっても、いちばん少ないショックを与えて効果を引きだす療法なのです。

もし体温くらいのお湯で、ひざにはよくても全身的におもわしくないというのであれば、三十八度から四十二度くらいにすればよいでしょう。この場合もひざの深部まで温めるわけですから、なるべく長時間入浴がよいでしょう。

長く入っているとのぼせてしまう、そんなに長くは入っていられないという方は半身浴をしてください。

半身浴といってもさまざまで、胸の線以下を半身浴とみなす場合、横隔膜以下を半身浴とみなす場合などがあります。高温、低温いずれにせよ、三十分間くらいと思ってくださ い。

では、首までつかってしまうのはどうでしょう。

ひざ痛をもつ年齢に達したら、あまり熱いお風呂に首までつかるのは好ましくありません。心臓に負担がかかります。

半身浴なら上半身がお風呂からでているわけですから、下半身が熱くても上からどんどん熱がでていきますから、危険性はありません。

以上のように、お風呂は温度のいかんにかかわらず効果がありますが、温度が上がるにしたがって、入浴時間を短くするのが原則と思ってください。

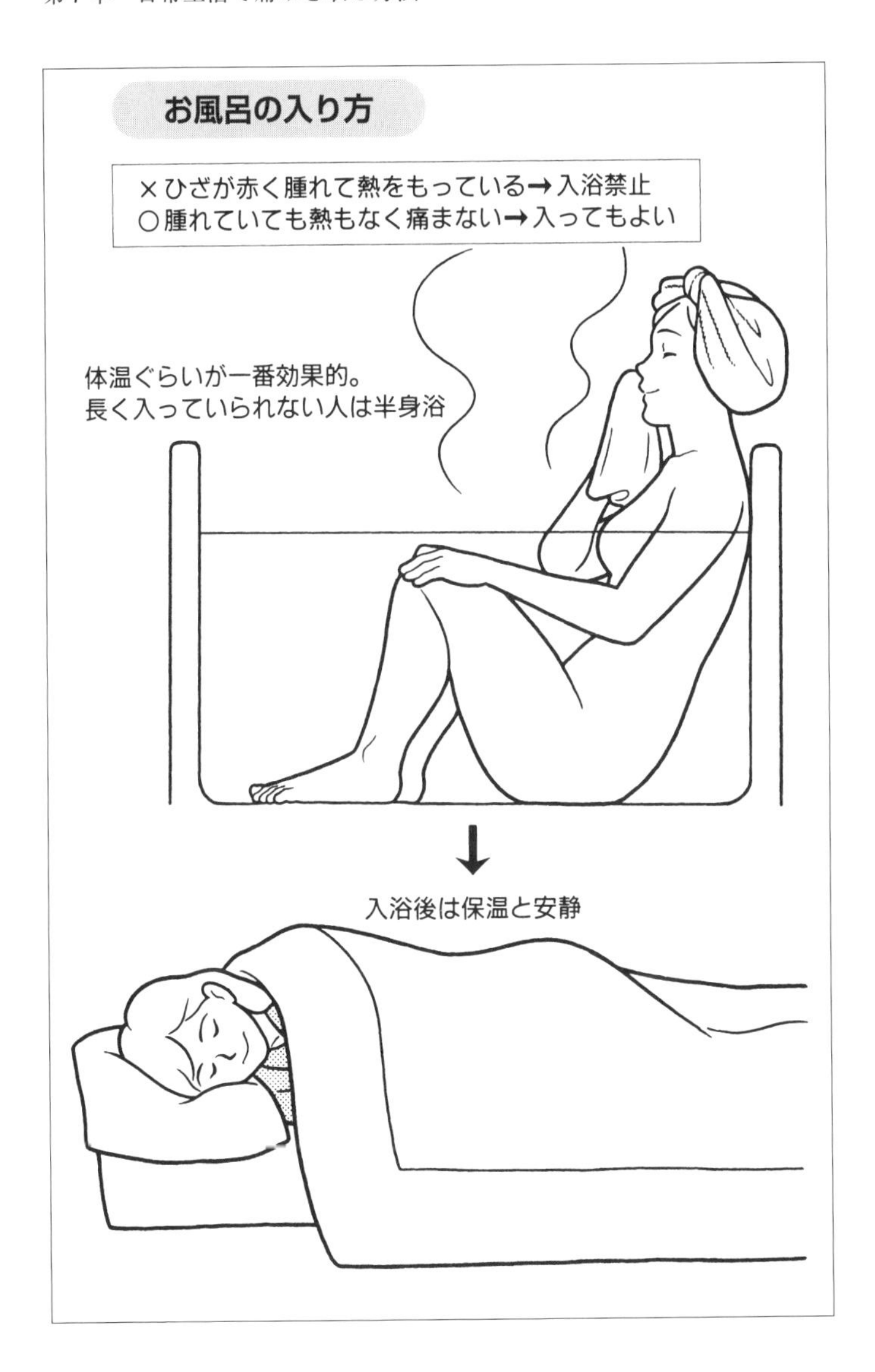
お風呂の入り方
×ひざが赤く腫れて熱をもっている➡入浴禁止
○腫れていても熱もなく痛まない➡入ってもよい
体温ぐらいが一番効果的。
長く入っていられない人は半身浴
入浴後は保温と安静

●入浴後の保温・安静がカギ

お風呂に入っているときには痛みはないけれど、でると痛くなるという人がいます。お風呂で血液の循環がよくなるのですから、痛くなるはずはないのです。にもかかわらず痛くなるという人は、入浴後の保温と安静が守られていない証拠です。

熱いからといって、クーラーや扇風機の前に立って冷ます。これではひざがまた痛くなって当然。急に冷やしたために、よくなっていた血液の循環が急に変わってしまうので、痛みの炎症がかえってひどくなることがあるのです。急激な湯冷めは避け、夏はタオルケット、冬はふとんの一枚もかけて安静にしてください。翌日は症状が改善されるのが普通です。それでも痛くなるようでしたら、必ずかかりつけの先生に相談してください。

入浴後は、保温して就寝がいちばんです。それができない場合には、最低一～二時間は安静、これを十二分に守ってください。

関節がかたまってしまって痛いならば、お風呂の中で軽くひざを曲げるとか、マッサージをするなどの運動を続けていただくと、より大きな効果が得られます。

●立ち上がるとき

布団やベッドから立ち上がるとき、ひざに全体重がかかるのは避けたいですね。立ち上がるときに痛みが走ることが多いからです。何かにつかまって起き上がるようにしましょう。両足の二点で立つのではなく、両手を使って四点、片手を使って三点、つまり、支持点を多くすれば、ひざに負担がかかりにくくなります。

よく、すっくと立ち上がるといいます。ひざ痛にとっては、これがもっとも危険です。事前に、まず、「さあ、立ち上がるぞ！」と、やさしくひざに話しかけましょう。

ひざに話しかけることによって、ひざの関節を取り巻く周囲の組織である筋肉、腱などが、脳からの指令で立つ用意をし、力を配布してくれます。

しかし、その配布がうまくなされる前にすっくと立ってしまうと、ひざに負担がかかってしまいます。

ひざに話しかける、それは時間をかけて立ち上がることです。何度もいって聞かせると、ひざもかならず納得してくれ、痛みも苦もなくベッドから起き上がれるようになります。

●ベッドと寝る姿勢

背骨や腰が曲がったり、ひざ痛や腰痛のある方は、堅いベッドに体を真直ぐに伸ばして寝るのはやめてください。

床が堅いところに真っすぐ寝ても、体が反ってしまいます。そのために反り身腰痛といって、かえって痛みを招きます。痛みのあるときは、無理をしないで、曲がったままで寝るようにします。

ひざ痛や腰痛をお持ちの方は、枕を少し高くして、ひざと床(とこ)の間にタオルをたたんで入れるか、座布団を二枚に折って入れて休みましょう。曲がったままの姿勢に、タオルや座布団でつっかえ棒をしてあげれば、腰やひざの筋肉にゆるみがでますから、楽にお休みになれます。痛みがとれてきたら、少しずつタオルや座布団の高さを低くしていけば、症状はやわらいでいきます。

もともと健康であれば、手足をのばして真っすぐに寝るのが、いちばんいいわけです。痛みがなくなったら、正常な姿勢でお休みになるようにすればよいでしょう。

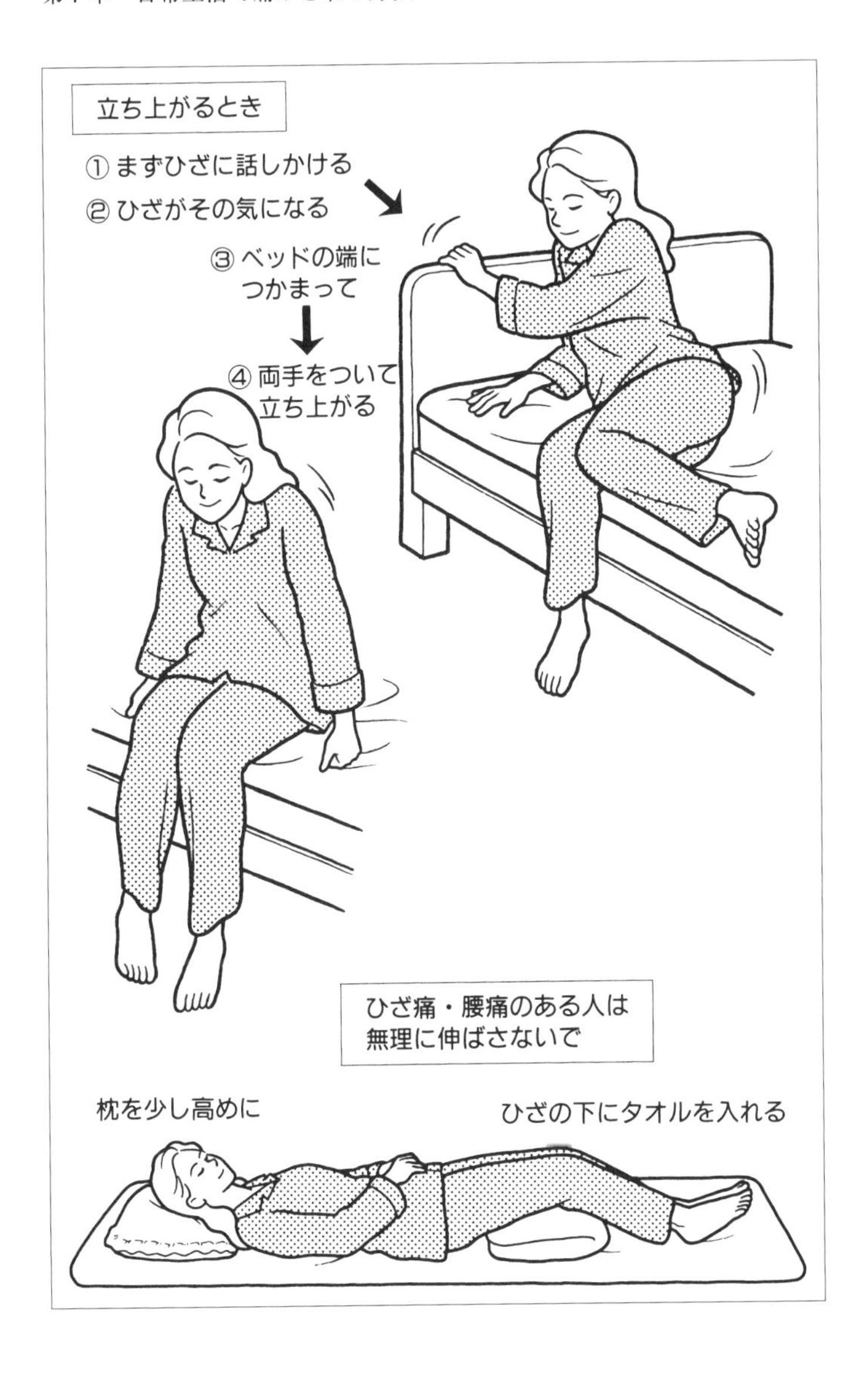
立ち上がるとき
① まずひざに話しかける
② ひざがその気になる
③ ベッドの端に
つかまって
④ 両手をついて
立ち上がる
ひざ痛・腰痛のある人は
無理に伸ばさないで
枕を少し高めに
ひざの下にタオルを入れる

第8章

人にわかってもらえば痛みは半分になる

●軽いうちはちょっとがまんしたほうがいい

ひざ痛病の痛みはつらい。でも痛みの軽いうちは、あまり大騒ぎしないほうがいいでしょう。女性は痛みに強い。だって、お産の苦痛にも耐えられるじゃありませんか。その反面、不思議なくらいに痛みに弱いところもあります。

お産は平気でも、針の先ほどの痛みでわめき立てる。全く不思議ですね。それはそうとしても、痛みの軽いうちは、じっと我慢の子でいるほうが得策です。

私たちの脳は、大変すぐれた機能をもっています。たとえば心身の苦痛。脳は決して放置しません。脳内麻酔剤というモルヒネ様の物質を分泌して、鎮痛作用が働きます。

脳内麻酔剤の作用は、モルヒネ様といわれるくらいですから、きわめて甚大。ランニングハイといって、ランニング中の骨折さえも、わからなくなるほどの鎮痛作用があります。

しかも嬉しいことに、名前はモルヒネであっても、いまわしい副作用なんて皆無。

「ひざ痛病だッ」こんなとき、脳内麻酔剤が早く分泌されれば、無痛状態が早くなり、それだけ早く救われるわけです。

「脳内麻酔剤を早く分泌したい。だからこそ、ワーワー騒ぐのよ」

いいえ、ワーワー騒げば、かえって逆効果。ワーワー刺激が、脳内麻酔剤の分泌過程を中断させるからです。

苦痛に耐えるためには、なにより脳内麻酔剤の力が必要です。そして、じっと我慢の子が引き金作用を作りだすことを、忘れないでください。ワーワー騒ぎ立てると、かえって分泌しかけた脳内麻酔剤だって、ひっこんでしまいますよ。

よく道で派手に転んだ人を見かけます。派手だけに痛みも激しいだろう、きっと立ち上がれないぞ。ところが、パッと立ち上がって、転んだのは誰とばかりに、涼しい顔で立ち去ります。

こうした現象は、羞恥心の問題です。派手に転ぶほど、痛い。でも、恥ずかしい。羞恥心は人間にしか見られないといわれるくらいに高等な感情です。高等なだけに、他のすべての感情も押し殺してしまう。激痛だって、羞恥心の前には無効です。

また、痛みには不思議な一面があります。受傷直後では、あわてているためか、それとも気も動転するためか、痛みを感じません。感じないからこそ、涼しい顔で立ち上がれるのです。

でも、翌日はダメ。きのうの羞恥心も心の動転も、今日には治まる。すると、ジワジワと痛みが襲いかかってきます。

いいえ、きのうの今日ばかりではありません。帰宅早々にも、痛みが襲いかかることがあります。家に帰って、家族とご対面。家族の前では、羞恥心もかなぐり捨てられる。気持ちだって落ちついてきます。

こうなると、待たれるものは、脳内麻酔剤の分泌です。でも、「イタタ、イテテ」と、わめくのだけはやめましょう。家庭でも、やはり我慢の子。とにかく脳内麻酔剤の分泌を早めるのです。

●脳内麻酔剤の分泌を早めるために

「なにをゴチャゴチャいってるの。脳内麻酔剤だって、所詮（しょせん）は痛み止めでしょう。痛みだけ止めても、傷は治らない。打撲傷は治らないのよ」

単なる痛み止め。でも、痛みが止まるということは、打撲傷にせよ、他の傷や病変にせよ、治癒を促進します。第一、痛みが止まれば、受傷部分の血液の循環がよくなります。

とかく間違えられることですが、単なる痛み止めは根本治療にはならない、と。とんでもない誤解です。

受傷部分には、何より回復物質である酸素や栄養分が必要です。その搬入のすべては、血行に頼っている。また傷があれば、病的産物も生まれるでしょう。病的産物なんて、正常組織には不必要、いいえ、あってはならない有害物質。一刻も早い搬出が望まれます。こうした有害物質の搬出も、血行次第。

ところが、いかなる種類にせよ、痛みがあれば、受傷の周囲の筋肉は硬化します。筋肉が硬化すれば血行が悪くなる。血行が悪くなれば、回復物質の搬入も、有害物質の搬出もできなくなる。回復も、夢のまた夢。

そこで颯爽と登場するのが、「単なる痛み止め」です。「単なる」は無用としても、痛み止めは、筋肉の硬化を防止します。後は言わずもがな。血行は改善され、回復物質の搬入も、有害物質の搬出も自由自在。脳内麻酔剤をふくめて、痛み止めは、回復剤でもあるのです。

●血液の循環がよくなれば傷は回復する

受傷周囲の筋肉は、痛みのためだけで硬化するのでしょうか。いいえ。痛み以外にも、筋肉を硬化させるものがあります。筋防御という作用です。

いちばん外についているものですから、筋肉を硬くしてその下を防御しているのです。まず、ひざが痛くなるとその周りの筋肉が硬くなります。ということは、次なるショックが加わらないように、守っているのです。

しかし、硬いということは筋肉内の血管を圧迫します。血液の循環が悪くなるのです。さらに、関節への血液の循環も少なくなります。すると、病的老廃物の除去が遅れ、新しい栄養分が行かなくなります。そうして病気の治りが遅くなるのです。

そこで痛み止めを使います。ひざに関するものではなく、単なる痛み止めです。それによって痛みはなくなり筋肉がやわらかくなり、血液の循環がよくなります。病的老廃物は取り除かれ、新しい酸素・栄養がきて、病気がよくなるのです。

これがペインクリニックの基本概念です。ペインクリニックこそ、短時間で効果が上がる完全な痛み止めです。しかしそれで元の病気が治るというのは、疎血性疼痛、血液が滞ったために起きる痛みを排除できるからです。

ですから、温泉でも何でも、最終的には血液をどう患部に行かせるかということなのです。新鮮な血液を運び、病的老廃物（乳酸など）を取り去ることです（老廃物は酸素と交わると酸化して消えてしまいます）。血液循環をよくすること、これは鍼も基本的にはそうです。これを難しく考えると、第一の痛みがあり、そこに第二の痛みを与える、すると脳内麻酔剤の分泌が早くなり、痛みがとれるということになるのです。そういう難しい理屈はありますが、血液循環をよくしてやろう、というのは基本概念です。ですから、軽いうちはちょっと我慢したほうがいいのです。「痛い！」と言ったほうが発散できるというのは間違いです。

●大きな痛みの我慢は禁物です

では、大きな痛みには、どうすればいいのでしょうか。何と、痛みに呻吟することです。呻吟とは、呻き唸ることです。

大病のとき、皆さんは唸りますね。それも、呼吸に合わせて、リズミカルに唸ります。以前、あの唸り声を禁止した実験がありました。結果は予想に反して、かえって痛みが大きくなってしまったのです。

なぜでしょう。まず、脳内にある刺激がとどきます。この時点では、どんな刺激かは不明です。そこで、過去の経験や記憶にもとづいて、刺激の性質調査を行います。そして初めて、痛みという感覚が認識されるのです。

痛みという感覚が認識されてからもたいへんです。認識したままで放置しておけば、痛みに悩まされる。悩むのは嫌だ！ そこで、痛みの緩和のために、早急な脳内麻酔剤の分泌がはじまります。問題は、このときです。

普通の人ならば、早急な脳内麻酔剤の分泌のために、「イタイ、イタイ」と大さわぎをするでしょう。でも、それは大きな誤りです。

わめくよりリズム。人間をはじめとして、すべて生物は、ある種のリズムで活動するものです。二十四時間のリズムもあれば、一年単位のリズムもある。脳内麻酔剤の分泌にも、ある種のリズムがあるのです。

脳内麻酔剤の分泌を促進するものこそ、あの大病のときの唸り声だったのです。誰に教えてもらったものでもないのに、呼吸に合わせて、リズミカルに唸る。聞いているほうは、「さぞ苦しいのだろうな」と推定。でも、本人にしてみれば、リズミカルな唸りで、苦痛が消える。

昔、難産や大病平癒祈願のときに、病室の外で、盛大に護摩を焚いたといいます。護摩を焚くといえば、お経や呪文、さらには鐘、太鼓、銅鑼が付きものです。そして、お経や呪文もリズミカルならば、鐘、太鼓、銅鑼はもっとリズミカル。つまり、護摩のすべては、リズムリズムのオンパレード。

こうした連続するリズムが脳内にとどけば、脳内麻酔剤の分泌が促進され、最終的には一種の催眠作用として、鎮痛効果に変身するのです。

もっと具体的な例をご紹介しましょう。どんなに強い不眠傾向の人でも、電車のなかでは、派手に船をこぎだします。つまり、電車のリズムに合わせてのうたた寝です。

ですから、ひざが痛むとき、非リズミカルなわめきなんて、全くのナンセンス。百害あって一利なし。それより、リズミカルに唸りましょう。

「唸るなんて、はしたない」といわれる令夫人には、リズミカルな、それも１／Ｆリズムのクラシック音楽が効果的でしょう。

また、ただの夫人には落語もおすすめです。

落語は笑いの鎮痛効果だけでなく、歯切れのよさが作りだすリズムが脳内麻酔剤の分泌を促進するからです。

●「私はひざが痛いのだ」と言おう

どんな名優でも痛みというのを演じることはできないといわれています。自分の痛みというのは他人には絶対にわかりませんから。わからせるためには発表したほうがいいでしょう。たくさんの同情を得たほうが痛みや鬱病の予防・治療には大変効果があります。ことにひざの痛みというのは年齢的に初老性のものが多いのです。年齢的にも鬱になりやすいのです。初老性鬱病とか、老人性鬱病とかいうものです。ここに痛みがあると鬱病はもっとひどくなりますから、それを解決するには予防が大切です。

痛みの治療に入る前に「私はひざが痛いのだ」ということを多くの人に認識させて同情してもらうことがいいでしょう。

人間というのは、自分の苦痛・ストレスを相手に知らしめることによって1/2にすることができるのです。

医者のところに行って「痛いんです」と言うと、なんとなく楽になることがあるでしょう。それは言ったことによって痛みが半分になったということなのです。

ですから、もっと多くの人に言えば、1/2から1/3、1/4……となることは確実です。なるべく多くの人に自分の痛みを認めてもらったほうがいいでしょう。

話をしたことによって、話した側には連帯意識・共同意識が生まれるのです。そうして辛さがなくなるのです。

痛みというのもストレスとして考えると、相手に「痛い、痛い」と訴えたときに、相手が「そんなはずはないだろう」とよそを向いてしまうと駄目になってしまいますが、「かわいそうに、何とかならないかな」と同情してくれると、苦痛が半分になるのです。

その点からも相手に訴えるということも大変重要なことなのです。自分の痛みをわからせるということは、単にわめいたほうがいいのか、詳しく病状を説明したほうがいいのか、それは相手によるでしょう。

しかし、あまり度がすぎると「老人のわめきすぎ」となってしまいます。ボケるとよく「痛い痛い」とわめく人がいますが、これは同情を買おうというひとつの本能ですね。

いずれにせよ痛みを相手に知らせ、相手がわかってくれると、痛みが減ることは確かです。その為には拒絶されないように言わなくてはいけませんから、方法は相手次第ですね。

●鎮痛剤の上手な使い方

ここで実際に鎮痛剤を使うときの注意にふれておきます。

腰痛の場合には広いところに大きな炎症がくるので、ただ安静だけで治るケースもあります。ところがひざ痛の場合には、小さなところに強い炎症がきますから、消炎・鎮痛剤が必要となってきます。

ひざが突然痛くなったとき、かかりつけの医者に行かれればよいのですが、行かれなかったときには、薬だけでももらいに行くとか、届けてもらうとか、家族の人にとってきてもらうようにします。

お医者さんに薬をだしてもらうときには、症状を十分に伝達しましょう。どのくらい激しく痛むか、ひざが腫れているのか、赤くなっているのか、熱があるかどうかなどを、よく先生にお話してください。

鎮痛剤を単なる痛み止めだからといって嫌われる方がいますが、私はそうは思わないことはお話いたしました。

薬というのは必ず副作用、すなわちマイナス面があります。でもプラス面も当然あります。このマイナス面が大きいか、プラス面が大きいかによって使用を決めるのです。たとえひざ痛に効いたとしても、それまで丈夫だった胃が悪くなるなどのマイナス面が大きかったら、これは中止すべきです。

鎮痛剤で痛みを止め、血液の循環をよくする。そうすることによって、元の病気が治るというしくみも、痛み止めの中には入っているのですから、鎮痛剤はうまく使いましょう。

ではどうすればいいのでしょう？

これは先生の指示によります。一にも二にもお医者さんの指示に従ってください。最盛期はよく効くように、軽くなったら減らしながら最低限で痛みのでない量を探しだし、それを投与する必要があるのです。

そのためには、自分もいい患者さんになって、この程度なら痛みません、または痛みますということを、よくお医者さんと相談してください。薬を勝手におやめになってはいけません。薬を飲んだらこうなった、ああなったということも伝えてください。

いま、よく使われている非副腎皮質性鎮痛剤というのは、胃にくるとか、むくむということが時にあります。胃にくると胃潰瘍の方へ向かうこともあります。このふたつがなければ、ある程度連用していいでしょう。

むくみは腎臓に負担がかかるということですから、腎臓機能が低下しているお年寄りには、よく注意して使うことが必要です。この注意するというのは、あなたがする必要はありません。それはお医者さんがしてくれます。

ただ、あなたが注意するのは副作用をいち早く見つけることです。

むくむか、むくまないか、胃にくるか、食欲がなくなったか、などをきちんとお医者さんに報告することが大切です。

頭痛薬を服用して、それがひざ痛に効くでしょうか?

実は、効きます。頭痛薬でも結構です。ただし、同じ痛み止めでも胃腸関係の痛み止めはひざには効きません。

痛み止めというのにはいろいろ種類があります。筋肉単位で考えると、骨格筋と内臓筋は種類が違いますから、骨格筋に効く薬は内臓筋には効きません。同じように内臓筋に効く薬は骨格筋には効きません。頭痛のようなものは骨格筋に属しますから、頭痛止めでしたらひざ痛にも効くというわけです。
これも説明書にある用量を正しく使ってください。

●漢方薬、その他

ひざ痛の場合の漢方薬としては、駆水薬を用います。これにはむくみや腫れをとる、汚血をとる、諸機能が低下したものを活発にするなど、虚弱体質を改善する効果があります。ただし、漢方薬の治療には、いろいろ難しい制約がありますから、ご自分で使うというのは大変難しい。

漢方薬のほとんどは健康保険の適用になっていますから、お医者さんに相談しながら使用してください。

また、一般のビタミン剤の場合ですが、ひざに効くビタミン剤というのは、わずかにビタミンB_1、B_{12}がある程度です。ほかのものはほとんど効果がありません。ですから、ビタミン剤だけで治そうというのは、ちょっと無理があるでしょう。

最近、ぬって効く薬・バンテリンなどがありますが、これも効果があります。ただし、足全体や、ひざ全体にぬる方がありますが、これは間違いです。

ひざの痛む場所が内側か、外側かよく調べて、そこのところに重点的にぬってくださると効果があります。

第9章

専門医はこうしている

●ツボ注射はリスクがなく効果抜群

痛みの発生源になっているツボにビタミン注射を○・一cc～○・○五ccぐらいします。これはいちばんよく効きます。何か所か、注射をされる気分の悪さはあっても、ひざ痛に悩まされている患者さんにとって、これほど確実に痛みをとってくれるものは現在見当たりません。効果は抜群です。かなりの激痛の人でも、注射後は無痛で帰途につくことができます。今後ともおおいに利用されるべきだと考えています。

ただし注射するのに、ビタミンB_1がいいのか鎮痛剤がいいのかについては、今後の研究を待たなければなりません。

現在の段階で注射しているのはビタミンB_1ですから多すぎても排せつされてしまいます。注射の回数については、人によって、また痛みの度合いによって違ってきます。毎日でも結構ですし、痛みがひどくなかったら一週間に一度くらいでよいでしょう。

この経絡のツボに注射をする療法は、たんなる痛み止めではありません。痛みを止めることによって、血液循環をよくする療法です。ですからお医者さんの処方したお薬を飲みながら注射を受けていただけば、副作用を最小限におさえて痛みを止めることができます。
この経絡治療法には、医者の方にツボを心得た知識が要ります。この療法は足首のところでひざの痛みを遠隔操作しようというものですから、かなり正確な知識がないと効きません。ここが、効果抜群の療法でありながら普及しきれないひとつの理由となっています。

●レーザー療法は痛み・副作用なし

注射のかわりに、ツボや圧痛点にレーザーを使う方法もあります。ただし圧痛点は正しくとる必要があります。圧痛点には二通りあって、ひざならひざに関連したところを治療しなければなりません。いま仮にひざが痛くて、かつ、かかとをぶつけたとします。するとその圧痛点はひざに出たものか、かかとからでたものかわからなければなりません。この対処がまた難しいのです。

レーザー療法というのは、副作用皆無、痛み皆無、ただ効果が注射より少し落ちるという点はあります。きわめて有効な方法ですが、行うほうに専門的な知識が必要となります。

●水を抜いたあとは安静に

水がたまってひざが痛い場合、よく水を抜いたりします。ここで注意すべきことは、水を抜いた後の安静です。痛みがなくなって、ああよかったといって歩き回ると、また水が溜まりやすくなります。適量の関節液が分泌されるまでしばらくは安静にしてください。

そうしないと、水を抜いた、水が少なくなった、ドンドン動く、関節はあわてて水をたくさんつくる、そしてまた水が溜まってしまう、という悪循環になりがち。関節液というのは潤滑油です。潤滑油がありすぎても困りますが、抜くのは潤滑油を減らしている状態です。その状態で歩きすぎるとまた潤滑油がたくさんですぎて、また溜まって腫れてしまうのです。

水を抜いた後二〜三日間は、安静が非常に重要です。場合によっては一週間ということもありますが、お医者さんとよく相談してください。

水を抜くのがくせになっている人は、ご自身にも責任があることをお忘れなく。

水をとること、鎮痛剤を使うことに関して、反対の意見もあります。つまり、痛みがあっていいのだという意見です。

鎮痛剤を使う場合、とくにペインクリニックに対する門外漢は、次のように主張します。「痛みは危険信号である。痛みがなくなると、治っていないのに歩きすぎてしまう。そのための弊害が起きるので、多少の痛みは残して運動制限をしたほうがいい」

水を抜く場合も同じで、水を抜くと痛みがパッとなくなります。すると嬉しくなって歩きすぎ、また炎症を起こしてしまいます。それを防ぐために、痛みをとってその後に消炎剤を入れます。いまは副腎皮質ホルモンなどを使います。ところが副腎皮質ホルモンは消炎剤とともに、骨を老化させる作用があり、あまりたくさん投与するとよくないのです。

それでヒアルロン酸を使うことになります。これはよく化粧品に入っているもので、水分を吸収して薄くなった軟骨を厚くし、それをクッション剤として、痛みを少なくするものです。

いずれにせよ、まず、痛みをとる。私はそれがもっとも重要だと考えています。

前にも述べた通り、痛みが止まるということは治癒を促進することです。

●最新冷凍療法

もともと冷凍療法は、九州地方でリューマチを研究しているお医者さんが考え出したものです。冷凍療法をわかりやすく言うと、血液を止めてしまう療法です。一度止めたものを放すと、血液がふたたび勢いよく流れますから、血液の循環がよくなります。これもかなり有効な治療法です。

ところが血圧が急上昇したり、心臓に障害のある人はできないという欠点があります。お風呂で足に水をかけただけでも血圧は上がりますから、まして零下何十度もあるような冷凍療法はお年寄りにはあまり好まれません。患者本人も好まないし、お医者さんも恐いですから、この療法を使っているお医者さんは少ないようです。よく鍼師やマッサージ師は行っています。

お年寄りの場合は血圧が急激に上がって不整脈が起こることもあります。術後はポッポと温かくなるようですが、あまり刺激が強すぎるものには疑問が残ります。

●内視鏡手術という奥の手

麻酔法が完成したことで、いまはいろいろな手術が可能になりました。たとえば内視鏡手術によって、大きな切除が避けられるようにもなっています。テクニック的には難しくなりましたが、たとえ老人であっても体に損害をあたえずにできる手術がたくさんあります。手術といっても、決して恐れずに先生の指示に従ってやっていただければ、問題はないでしょう。

本書は平成十一年四月に弊社で出版した書籍を改題改訂したものです。

ひざの痛みは自分で治せる

著　者　　松原英多
発行者　　真船美保子
発行所　　KK ロングセラーズ
　　　　　東京都新宿区高田馬場 2-1-2　〒 169-0075
　　　　　電話（03）3204-5161（代）　振替 00120-7-145737
　　　　　http://www.kklong.co.jp

印　刷　　大日本印刷（株）　　製　本　（株）難波製本

落丁・乱丁はお取り替えいたします。※定価と発行日はカバーに表示してあります。

ISBN978-4-8454-2417-7　Printed In Japan 2018